絡刺新解

疼痛與癲疾應用

陳忠仁 醫師 著

推薦序

世界衛生組織（World Health Organization, WHO）曾將中國傳統醫學稱為「另類醫學」，根據臨床研究的統計，顯示出傳統醫學療法對疾病確實具有療效，因此世界衛生組織便將其改稱為「輔助醫學」，認為傳統醫學與西方醫學相互輔助，對疾病之治療可以達到最佳效果。中醫針灸傳統醫學被使用已久，近代傳入西方後，亦廣受歡迎與使用，對於促進人類健康扮演更積極的角色與貢獻，受到聯合國世界衛生組織的重視和肯定，目前已明訂針灸有64種適應症。

陳忠仁醫師與我為多年好友，常與我共同討論中醫針灸及中西醫結合醫學，當年我從沙烏地阿拉伯歸國，陳醫師正就讀於高雄醫學院（現為高雄醫學大學醫學院）醫學系，擔任中醫社團社

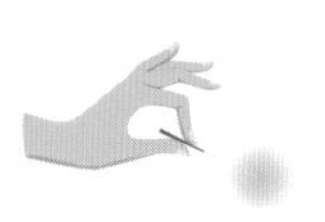

長，因為想深入了解中醫藥針灸，於是邀請我去高醫演講，此後他常跟我討論中醫針灸之理論，對中醫針灸具深厚興趣的他在大學時期便通過中醫師特考，取得中醫師資格，醫學系畢業後，通過國家考試，取得西醫師執照，成為中西醫雙執照醫師。陳醫師擅長以針灸為主之中西結合醫學，是一位難得的中西醫結合專家，在臨床上，細心觀察患者狀況，仔細循證，其新書《絡刺新解：疼痛與痼疾應用》若仔細研讀，亦可體會其對於施醫者無微不至的叮嚀。

針灸是使用細小金屬針刺入身體的特定位置（穴位）的刺激方式，與其隨後透過手法、電流或其它形式的刺激來調節生理功能，通常採以毫針為主的不出血針刺，而陳醫師的「絡刺」則是針對特定和疾病相應的部位異常血絡，施以需出血針刺，《絡刺新解：疼痛與痼疾應用》乙書運用實際個案與治療紀錄，為針灸初學者提供「絡刺療法」的新知識，也為資深針灸醫師提供深入學習的臨床醫案，此書付梓出版，嘉惠杏林，深具意義，特為之序。

國際東洋醫學會會長
中國醫藥大學講座教授
中華民國中醫師公會全國聯合會名譽理事長
前總統府國策顧問
林昭庚

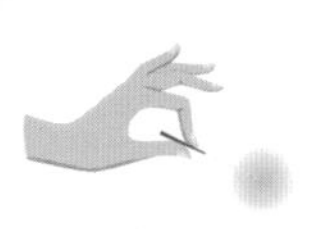

自序

一個人來到這世間，必定會有離開的一天。到了離開的那一天，捫心自問，對這人世間你做了什麼有益的事蹟？我想，會令自己感到欣慰的應該就是寫出這一本書《絡刺新解》了。

這一本書，把個人這一生從19歲起迄今66歲學習針灸與中醫的臨床心得，毫無保留在此敘述。更希望這一本書能把《黃帝內經》與《針灸甲乙經》之原意與精華得以流傳並進而發揚光大，以廣益有情，為苦痛的病人們提供了一個不一樣的選擇。

在個人的針灸與中醫學習過程，要感謝許多的師長、前輩、道友、學生們、病人們給我許多的啟發；特別是每一個病人，都如同菩薩的現身，提示了我更一層的體會與智慧。也要感謝我的家人，有父母親的養育、岳父母的協助，更有賢妻的一路的敦勉策勵，我才沒有半途而廢。期待本書，能為針灸與傳統中醫學的承先啟後繼往開來，盡一點小小的心力。

個人所知，有如滄海一粟，有請諸位前輩予以指正。這本書，只是一個引子，期待未來有更多的醫者，能把各自的經驗寫出，讓絡刺的內涵更廣為人知，以廣利病家。

公元2020年 陳忠仁 醫師

敬具於高雄市立大同醫院（委託高醫經營）

目次 Contents

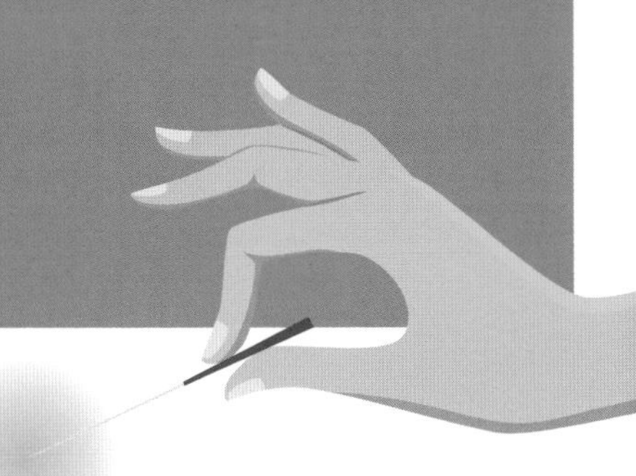

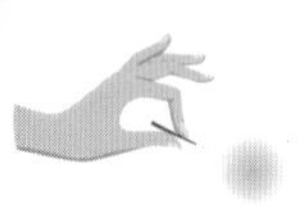

前言

疼痛是全球健康的一大威脅，特別是隨著Narcotic analgesics（麻醉性止痛劑或是麻醉性鎮痛劑）的廣泛使用，更為全人類健康帶來新的禍害。因此，就有學者們提出了呼籲，期待有Nonnarcotic methods（非麻醉性方法）的發展與推動，以避免Narcotic analgesics（麻醉性止痛劑）之害；更且能改善病人疼痛，使病人有更美好的生活品質[1]。

非麻醉性方法可概分為藥物與非藥物兩大類，在非藥物止痛方法當中，針灸（acupuncture & moxibustion）是很值得重視的一種方法。

---

1 Finnerup NB. Nonnarcotic Methods of Pain Management. N Engl J Med. 2019 Jun 20; 380（25）：2440-2448. PubMed PMID： 31216399）

根據世界衛生組織（WHO）資料，已明訂針灸有64種適應症，且其中證實至少對28種疾病有確切療效（參考附件1）。而其使用之針刺方法絕大多數都以毫針來針刺穴位為主，基本上是不流血的。[2]

然而，在古籍黃帝內經《靈樞與素問》尚有一種需出血的針法——「絡刺」，此種針法少為人知，然而確有奇效。本書將以此種出血的針法「絡刺」為主軸，以免此古典針法失傳，更期望醫家們能善用之，以濟陳痾或拯急難。

---

2 黃維三編著，部編大學用書《針灸科學》，國立編譯館，1997年8月初版第八次印行，台北市

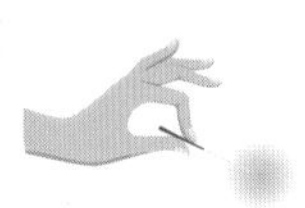

本書用法

對大多數的讀者，特別是學習現代西方醫學的人，對這一本書所寫的故事可能會有所懷疑。作者個人以為：這是一種正常的現象。因為即若是當年我在使用針灸（毫針為主的不出血針刺）已有了相當的心得（參見第一篇），若沒遇見啟蒙我的病人（參見第二篇），我對絡刺（需出血針刺）可能還是充滿了懷疑，甚至是偏見呢！從懷疑中開始，這樣有助於科學原理的釐清，然而也不要本身都沒經歷過就下結論。

最重要的是要「以病人為師」。因為病人在生病中的種種痛苦與體會，往往是書本沒辦法描繪的，而病人的感受才是最接近真實的。而且不要忘了，每一個人都是獨一無二的，都有其獨特的體質。再三提醒讀者們：要傾聽您的病人的聲音，這樣你才能成為一個更為優越的醫者。

至於已學習過針灸，特別是熟悉了以穴位為主的針灸工作者，倘能看看本書，相信必能了解氣血並治的相輔相成，輸刺與絡刺不僅不衝突，且是相輔相成，收效更宏大（參見第五篇）。

當你照著書上所寫，去治療你的病人，一定要養成做評估的習慣。治療前、治療後與追蹤時（一週或一月一季一年），都記得做疼痛評估，視覺類比量表（Visual Analogue Scale, VAS）可做為一項基本工具（參見第十五篇）。透過每一次的評估，你可以客觀的了解療效之有無與改善的部位，還有伴隨症狀是否也改善了。

讀完本書的你，就如同要航向大海一般，哪樣的病人會是你的絡刺之旅第一個啟蒙者呢？不得而知。然而在你不知如何是好之際，打開本書查閱相關章節，將會大有幫忙。因為每個人的因緣與使命可能都有所不同，也因此，把握每個當下，想辦法盡你所知所能來幫忙來到面前的痛苦病患。

對於初次施行絡刺，建議先從下列之病患（表1）來觀察，如此有助於體會絡刺之妙，並能避免安慰劑效果（Placebo effect）之干擾。因為科學的觀察，就是要先確定有效或無效，以做為下次治療之依據，儘量要避免模稜兩可之情形。

表1：最優先適合絡刺治療之疾病

1. 七年以上頭痛——對藥物治療效果不佳，每月疼痛超過十五天
2. 急性腰痛——對藥物治療效果不佳
3. 多年腰痛——對藥物治療效果不佳
4. 急性頸痛——對藥物治療效果不佳
5. 胃食道逆流
6. 不明之反覆眩暈
7. 左右不平衡之病

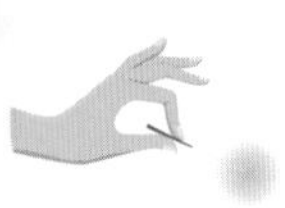

一、背景：初學針灸 頭痛治療初有心得

我在十九歲時進入高醫（彼時之高雄醫學院；現今之高雄醫學大學醫學院），初學針灸開始時，學了傳統的經脈、穴道，基本上以毫針的應用為主。在針灸前輩帶領下，也有了不少的體會與令人欣慰的成績，因此有著一股動力，驅動著我在二十二歲通過了中醫師檢定（相當於中醫學系的畢業資格），進而在二十四歲通過了中醫師特考，取得了中華民國衛生署核發的中醫師資格。

在這個階段的成長，台北榮總的鍾傑教授與剛從沙烏地阿拉伯王國載譽歸國的林昭庚大國手（現任中國醫藥大學講座教授）皆是我們心目中的偶像與英雄！

而後在26歲，我在高醫醫學系畢業後，通過國家考試，取得了西醫師執照。

在26至28歲兩年的義務兵役，我任職少尉醫官，當時醫療資源不足，在軍中更是如此，因此有時候藥物不夠使用時，我會運用針灸來治療生病的士兵，特別是急性腸胃炎與各種疑難雜症，因此頗有小小名氣。

在32歲，任職高醫附設中和紀念醫院內科部總住院醫師，正值衛生署開辦了群體醫療中心於各衛生所之際，我也奉派到了車城鄉群體醫療中心，車城鄉位於屏東南端，每年冬天，會有強大的落山風，不知是否是這般的獨特氣候，此地的頭痛病人相當的多，而且很多人不想吃止痛藥，因此當年我有機會開始了運用針灸來治療頭痛的病患。

頭痛，古名為頭風。依照現代醫學的分類，頭痛可區分為兩大類：原發性頭痛與繼發性頭痛。當我們排除了感染顱內疾病、腫瘤、眼睛、鼻子等等原因所造成之繼發性頭痛，則可做原發性頭痛之診斷。在原發性頭痛之病人群中，最常見的則是緊縮型頭痛（Tension-type headache, TTH）與偏頭痛（Migraine）。根據國外調查報告，平均一年內有65%的一般民眾曾有偶發性的緊縮型頭痛（Episodic TTH），而此地病人之頭痛大多是這類型。

因為古籍《難經》有言：「俞主體重節痛。」這提示了俞穴對於疼痛的療效佳，因此我慣用俞穴治療頭痛，也真的效果很好，特別是在膽經俞穴足臨位（GB41）的應用，對於側面的緊縮型頭痛，有立竿見影之效。當時觀察顯示，經過約15秒的針刺治療，有75%的病人之緊縮型頭痛可以當場獲得顯著的改善。後來在美國德州董厚吉教授鼓勵與協助下還發表於美洲針灸醫學雜誌[3]並獲得很多迴響，且有不少歐美讀者來函索取抽印本，真是莫大的鼓舞。

3 Jong-Rern Chen, Ming-Yuh Hsieh, Ming-Fong Chen. Rapid, outstanding relief of temporal region headache with acupuncture therapy. Am J Acupuncture 1987;15：321-325.

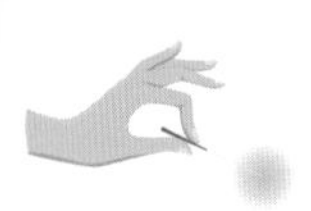

二、絡刺的第一次體會：久年頭痛病患之啟發

就在我對自己運用針刺治療頭痛廣獲好評而自信滿滿之際，於1986年1月5日，我33歲，奉派到高樹鄉的群體醫療中心時，遇到了這個特別難治的病例，開始了我的「絡刺」學習之旅。

感謝這位病人帶給我的啟發，真是「病者吾師」也！

這是一位四十二歲稍為肥胖的女性，因為患有二十年以上的頭痛前來求診。他的頭痛頻率很高，據她指述幾乎每一到兩天就有一次發作；而每一次發作時，頭痛時間從數小時，甚至整天。

其頭痛的部為雙側的顳部（Temporal area），而且頭痛的特色則為緊縮性的疼痛，就如同戴了一頂緊箍帽。

我為她做了仔細的理學檢查，並無任何內臟器官的毛病，因此診斷為慢性緊縮型頭痛（Chronic tension-type headache）。由於經驗上針灸對慢性緊縮型頭痛是很有效，因此我開始給予常規的針刺治療。而且當時的我還向她保證，一定會治好她的久年頭痛。

第一次針刺治療，針對雙側的足臨泣（GB-41）與陽輔（GB-38）針刺後，病人覺得有中等程度的改善。

兩天後，病人又回來了，而且頭痛正發作著，於是我給予了足臨泣（GB-41）與中渚（SJ-3）的針刺治療，一樣的，只有中等程度的改善。同時，我教導她平日可做穴道指壓（足臨泣與風池），幫忙自己以減少頭痛復發。

然而上述的方法並無顯著的效果。十天之後，病人再度回診，而且正帶著強烈的頭痛發作，給予足臨泣（GB-41）與中渚（SJ-3）的強烈刺激，然而其頭痛毫無改善。

彼時，就在非常失望又無技可施的當下，為了找尋新的方向，於是幫病人做了仔細的理學檢查（包含中醫的望、聞、問、切）。

非常奇特的，意外發現：病人的小腿下端雙側各出現了一簇怒張的小靜脈（在古書中稱之為血絡）。由於這簇怒張的小靜脈（血絡）出現於足少陽膽經，而病人頭痛的部位也是足少陽膽經，因此直覺的反應推想，這簇怒張的小靜脈（血絡）可能與久年顳側的慢性緊縮型頭痛有某種關聯。

想到《黃帝內經》靈樞小鍼解第三則早有一段記載：「宛陳則除之者，去血脈也」，提示著我們，倘若能把那血絡中陳舊的瘀滯血液排除，可能會有所助益於其頑固性疾患的改善。

說真的，我原本是不相信「絡刺」這一方法的，甚至是鄙視的。但別無選擇之際，我只好勉強自己試一試，因為病人的頭痛實在太頑強，對傳統的針刺竟然完全無效。

首先，對在右側下肢的一簇怒張的小靜脈（血絡）進行了「絡刺」，當這一針刺入而拔出時，那鬱積的血液竟然是噴出來的，差一點就噴到我的白袍上，這暗示著其血管內壓力之大。更神奇的，當汩汩的血液停止時，病人立即反應說，她的右側頭痛消失了，但左側的頭痛則尚未消失。接著，我在病人左下肢進行絡刺，之後病人反應說，左邊的頭痛也消失了！病人感到不可思議，我們也感到無比訝異，因為這是我們過去從沒過的經驗！

經此一神奇事件之後，每隔2至3天，我為病人施行一次絡刺治療，前後總共六次，病人的頭痛終於不再發作。經過了十三個月，病人回診，她說近一年來，只有一次感冒引起的頭痛，而原先的頭痛則未發作。病人還自述，每隔一兩個月，當她發現這簇小靜脈（血絡）又怒張了，她就自行為自己施行絡刺。

這個病人的醫治經驗教導了我們，對於傳統治療無效的慢性緊縮性頭痛患者，「絡刺」可做為一種另類或替代的選項。此一絡刺治療慢性緊縮型頭痛病例在1988年發表在美洲針灸醫學雜誌[4]。

---

4 Jong-Rern Chen, Ming-Yuh Hsieh, Ming-Fong Chen. A Successful Alternative to Acupuncture Failures in the Treatment of Chronic Tension Headache.Am J Acupuncture 1988;16：217-220.

爾後，我就結合了絡刺（針對血絡）及輸刺（針對穴位）的治療為頑固性頭痛病人服務，並獲得了相當的好評。

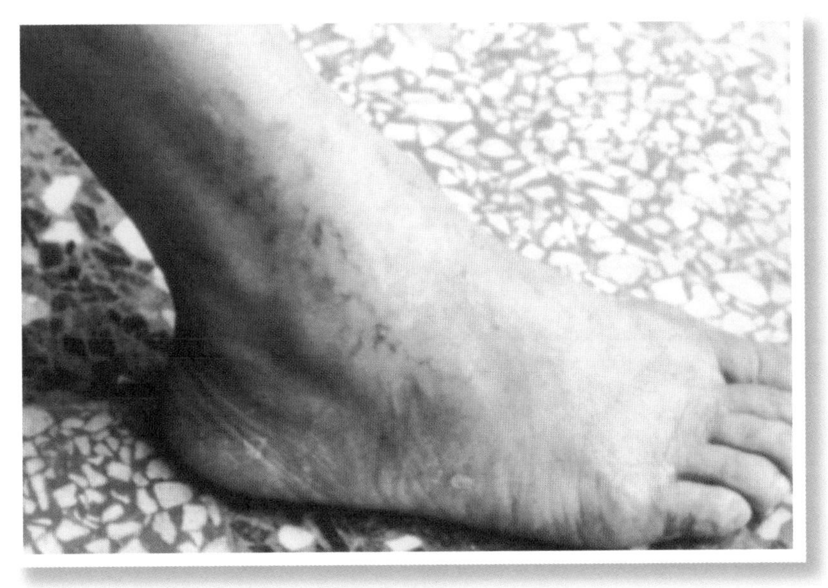

圖1：一位四十二歲女性病人罹患二十年以上的雙顳側的慢性緊縮型頭痛，其雙側小腿下端雙側出現了一簇怒張的小靜脈（此圖為右腳）

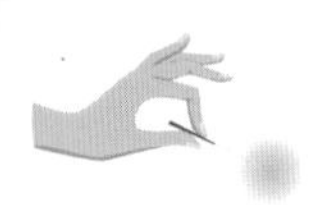

三、雙經絡的頭痛病患：記者會的因緣

之後個人三十多年間，我把大部分的時間放在西醫風濕免疫科的臨床工作。直到公元2017年（個人奉命接掌高醫中醫部主任的工作）有一位病人前來請我評估其自體免疫疾病，經評估，其免疫功能相當穩定，應無大礙。然而病人主訴，其反覆頭痛，越來越頻繁，不知是否為免疫失調所致，後來在理學檢查確認其下肢的膽經部位與足陽明經皆有顯著的血絡，而且其頭痛位在顳側與前側，正與膽經和胃經循行相互呼應。

由於病人來診時，正值頭痛難受，其疼痛評估量表VAS pain score為8/10cm，經予以絡刺下肢血絡之後頭痛強度馬上減半。而後再經兩次治療，VAS pain score只剩1～2cm。更重要的是，原先每週頭痛發作3次，下降為每2週1次。

因此就在2018年8月17日的高醫附設中和紀念醫院中醫部記者會時邀請她來到現場，成為特別來賓，現身說法，並讓我與我的學生施行「絡刺」之示範給與會的記者們當場做客觀與科學的評估。

此次的記者會，要感謝各家報社與電視台的媒體朋友們的用心報導，因為這次的報導可能將改善了成千上萬的病人的頭痛沈痼。

特別令我感動的，來訪記者們也提出了各項深入的問題，讓我們彼此間能腦力激盪，為病人做出更好的服務。其中有一個38分鐘的錄影，幾乎一刀未剪，完整呈現當天會前、會中、會後的全程記錄，真是令人感佩！請有興趣的讀者們可以前往一覽[5]。

5　https：//www.youtube.com/watch?v=2J9MejBZkGs，高醫中醫一針見血古典絡刺療法治療久年頭痛，YouTube

補述：再三驗證 一針見血（2019年10月3日）

這是一位36歲女性，主訴有慢性頭痛多年，平均每週有3到4次發作，每次發作數小時之久。發作時，右側緊縮，沒有嘔吐，沒有局部神經異常，因此診斷為慢性緊縮性頭痛。

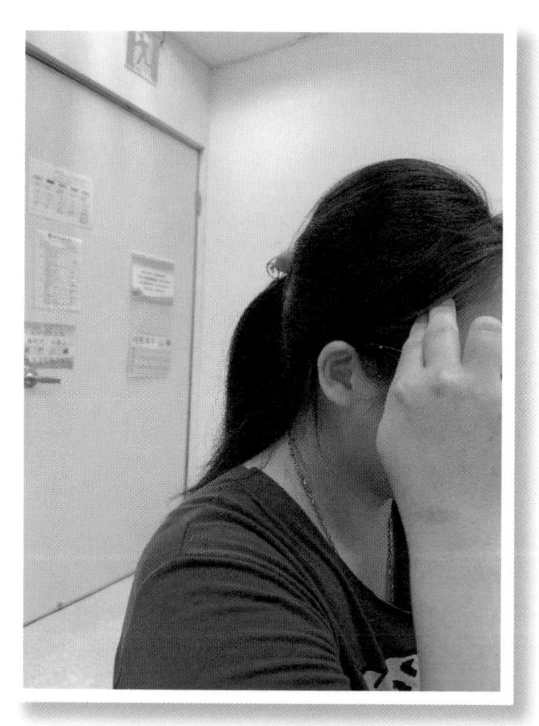

圖 2：病人之頭痛部位

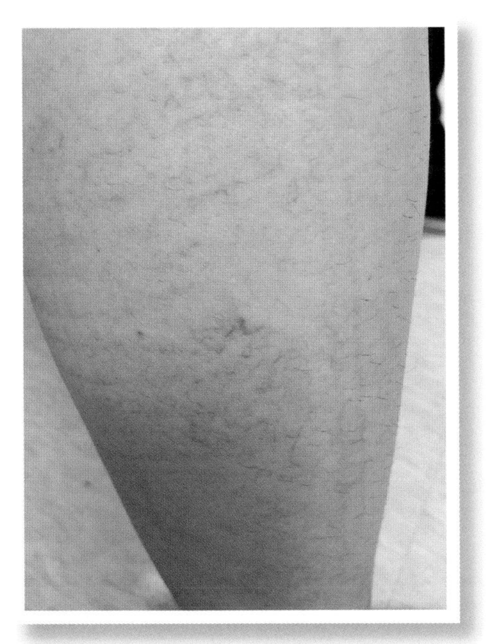

圖 3：病人之血絡呈現怒張

基於過去30年來的經驗，因為病人的頭痛部位是在側面，最相關之經絡屬膽經與三焦經。因此，首先檢查其下肢之膽經循行區，不出所料地在膽經之外丘穴附近，出現了一條reticular vein（diameter > 1mm）與telangiectasia（如圖3）。

由於直徑大於1mm的小靜脈與古典絡刺所描述的小絡較為吻合，因此刺之，出黑色血液約5毫升。下次回診自述：經上回的絡刺之後，原本每週3到4次的頭痛，已經降為每3週1次。

不僅病人感到驚訝，我也很詫異此病人之治療效果如此顯著（由10次／21天進步成1次／21天）。進一步進行科學統計分析，因屬小樣本，所以應用費雪精確檢定（Fisher's exact test），分析結果其P值為0.0036（< 0.05），顯示此一改善，確實存在有統計學意義。

四、慢性緊縮型頭痛之反思：失敗病例的警惕！

整體而言，對於久年頑固性的頭痛（特別是慢性緊縮型頭痛），我會先檢查病人下肢有無相關的血絡（特別是病側），若有，則可先行絡刺；而殘餘的頭痛可取俞穴施行輸刺；而病人若未發現血絡，則可直接施以輸刺。

依照個人粗淺的估算，約有最少八成以上的病人經上述針刺方法可改善，然而曾有兩例則是完全無效，後來發現原來合併有嚴重疾患：其中有一例經檢查確定是鼻咽癌合併轉移；另外有一例是在美國德州時的友人，雖然針感很好，但效果極短，最後經過神經科診斷安排腦部檢查，發現是腦部血管畸形瘤。

因此個人的小小體會是：「頭痛的病人假

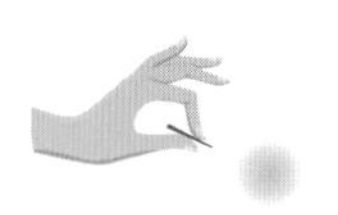

如三次的針刺治療仍無顯著效果，那就應該請他（她）回去找神經科醫師再仔細檢查。」因為一般而言，緊縮型頭痛對針灸治療是相當有效，其療效可在80%以上。所以反推之：緊縮型頭痛的病人假如經三次的針刺治療無效，那很可能有潛藏著重要問題。

簡言之，應該是「慎乎始」。即是在針灸治療前，要事先就做好理學檢察與鑑別診斷，特別是具有危險徵象（下頁表2）的頭痛病患，一定要轉診請神經內科專家先做評估，以確保病人的安全與醫者行醫的順利。

然而相對的，我們也摸索出一些規律，知道有一群病人對我們的絡刺合併輸刺之針刺治療最有效，那就是「慢性緊縮型頭痛（每個月有頭痛發作15天以上）且頭痛病史七年以上，且經過三家醫療院所診療而效果不彰者」。

表2：頭痛病患的危險徵象

1.第一次的嚴重頭痛
2.頭痛的形態較以往惡化
3.在數天或數周內出現亞急性的惡化
4.發燒
5.神經學檢查出現異常
6.出現無法解釋的全身性病徵（體重減輕、異常虛弱）
7.出現嘔吐
8.彎腰、搬重、咳嗽等誘發的頭痛
9.有已知的全身性疾病（癌症或全身性自體免疫疾病）
10.頭痛的初次發作在55歲以上
11.頭痛影響到睡眠或睡醒立即出現頭痛
12.頭痛出現局部的壓痛（延著顳動脈）

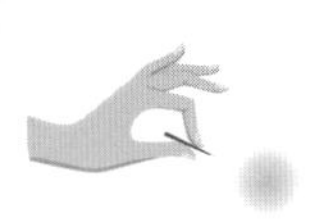

五、急性腰扭傷或閃到腰：兩儀針法應用——去瘀並行氣

如上所述，絡刺對久年頑固性的頭痛（特別是慢性緊縮型頭痛）是很有助益的。然而對於急性疼痛有效嗎？首先以急性腰扭傷（Acute Lumbar Strain）為例：

在實務面而言，對於急性腰痛病人，首先要迅速排除發燒、血壓下降、呼吸困難、意識不清、下肢無力、大便失禁、小便失禁、腹膜炎……等Red-flag symptoms（危險症狀）之嚴重病患，表3之TUNAFISH列表可做為一篩檢清單，以策安全。

表3：急性腰痛之危險徵象——TUNAFISH列表

Trauma	創傷
Unexplained weight loss	無法解釋之體重減輕
Neurologic symptoms	神經學症狀
Age>50	50歲以上
Fever	發燒
IVDU	靜脈藥物使用
Steroid use	類固醇使用
History of cancer	癌症病史

在排除各種原因後，急性扭傷（拉傷）可能是最常見的。急性腰扭傷的治療，在現代醫療中，通常以止痛藥、肌肉鬆弛劑與非類固醇消炎藥（NSAID）為主，然而藥物副作用也是很常見，特別是藥物過敏，往往使病人雪上加霜。

基於多年的經驗及諸多名家的心得，筆者建議對於有藥物過敏既往史的病人，可以把針刺治療納為第一選項。

在針刺的實務中，有各門各派的針法，皆有其功效，就以個人而言，我最擅長的就是在病人腰痛對側的手部後谿（S1-3）穴進行輸刺，每每在針後，病人的腰痛就可改善大半。然而在使用絡刺治療頭痛的經驗多了之後，我也開始思索是否能應用絡刺來改善急性腰扭傷病人之疼痛。

很巧的，就在某一天，我的好朋友（小學同學）帶了她的夫人前來，因為其夫人的急性腰痛竟然打針吃藥都無效。經檢查，其疼痛的部位在左側腰側，肌肉緊縮，無法彎腰，然而並無下肢肌肉無力或麻木的神經學症狀，因此判定是急性腰部肌拉傷所致。由於病人對吃藥打針皆無反應，且有藥物過敏，因此希望能給予非藥物的治療。

仔細檢查，發現病人腰痛同側的膝膕部出現了明顯的赤紅的小靜脈，這與古書所述足太陽腰痛可在委中區進行刺血療法是一致的。因為急性期，所以血絡也是赤紅（非暗黑），因此就決定先行「絡刺」的放血治療。（圖4、圖5）

在絡刺之後，病人自覺腰的攣縮改善了很多，然而疼痛還有些許殘留。而後加上了對側後谿穴（國際代碼SI3）的輸刺之後（圖6、圖7），病人的腰痛就全然康復了！

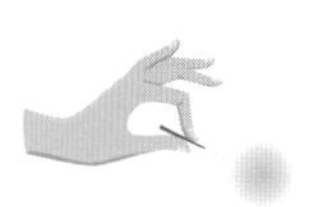

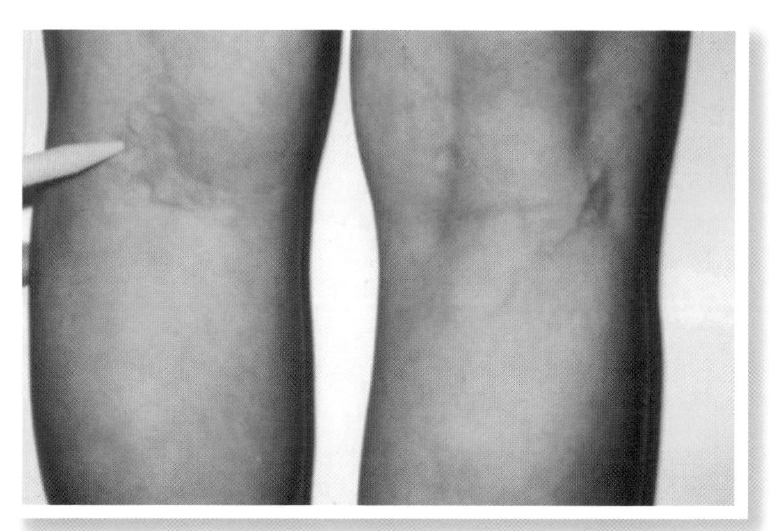

圖 4：在病側委中區可見到赤紅之血絡

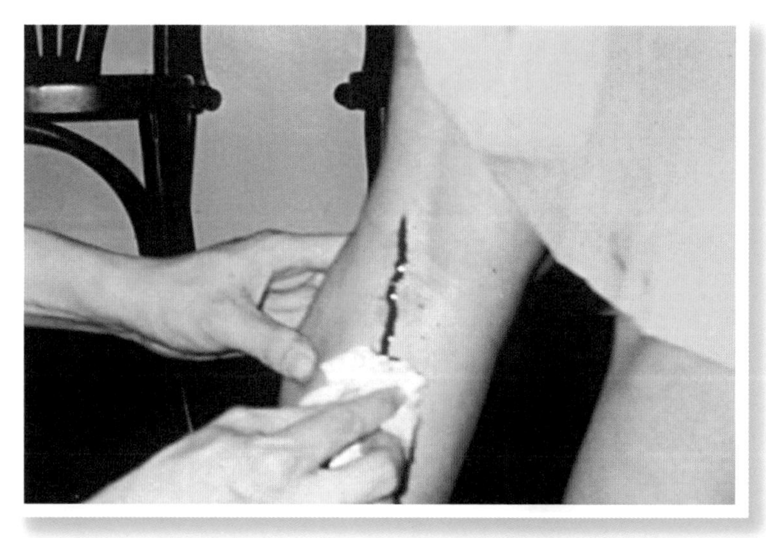

圖 5：對委中區赤紅之血絡進行絡刺出血赤紅

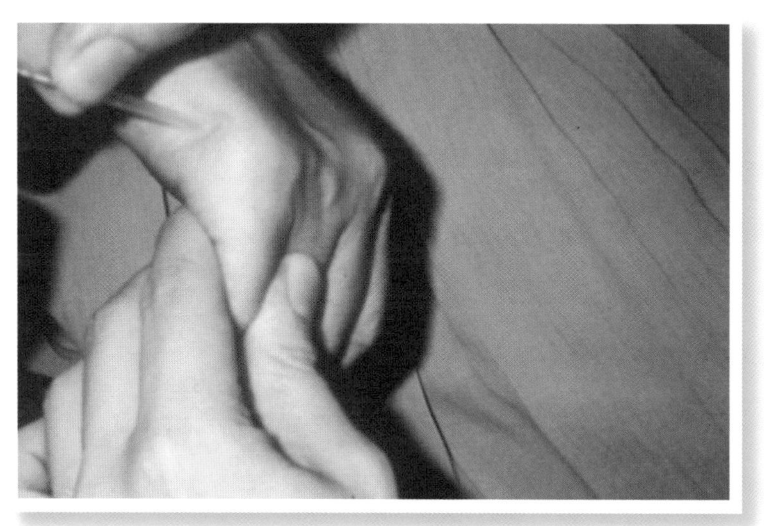

圖 6：對側後谿穴（SI3）

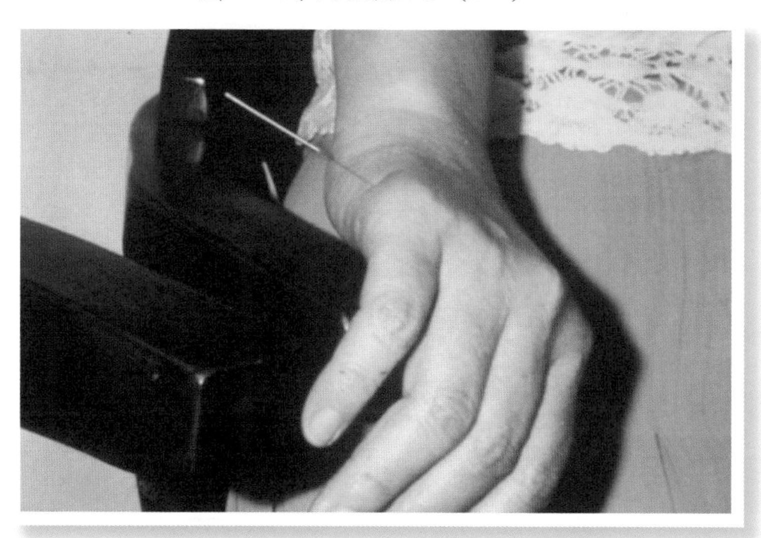

圖 7：以毫針刺對側後谿穴（SI3）

爾後，就會依照這樣的模式（在此稱之為「兩儀針法」）治療了不少病患。之後，我把手邊連續12位急性腰拉傷的病人，分析「單用輸刺組」與「絡刺併用輸刺組」的治療效果比較，發表於《美洲中國醫學雜誌（Am J Chin Med）》，詳細如後附件2。

此研究顯示「絡刺併用輸刺組」之「兩儀針法」組的療效明顯的優於「單獨使用輸刺針療組」，這也間接說明了絡刺之效用是可以肯定的。個人的體會為：絡刺有去瘀之效，可讓病人同側肌肉迅速放鬆，而後谿穴（SI-3）則有止痛之效，兩者並用則有加成之效。

補述：病房照會的實際應用

2019年9月24日，週二

今日下午與總住院醫師去看照會病人，此位病人因疑似肺炎住院，雖然燒已退，但因劇咳，右背劇痛，VAS pain score為10/10cm，確診為急性非特異性背痛。檢查發現在委中下方的合陽穴附近，發現有明顯的血絡，刺之，黑血泊泊出約7 CC，出血自止後，VAS pain score降為5.5/10 cm。

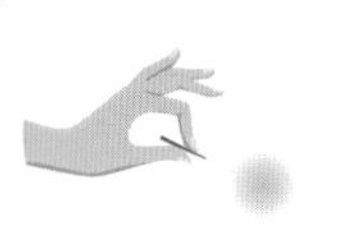

六、急性非特異性頸傷（落枕）

急性非特異性頸傷是臨床上的常見問題，一般而言，藥物治療是常被使用的，然而藥物過敏或副作用也是常見的。

隨著對頭痛、腰痛的絡刺療法有了更多的體會後，我想不知是否能適用於落枕的病人？

落枕的治療，傳統的輸刺可用後谿、絕骨或落枕穴等穴位，但一般而言，必須有一定的「得氣感」才能奏效。然而對於初學針灸者，對於得氣感的掌握仍有困難，因此思考能否有更方便的方法呢？後來，一位年近八十歲的老太太出現，使我有了進一步體會。這位老太太曾有反覆的頸肌拉傷（落枕），這一天，她來到門診，頭完全無法轉動，仔細檢查，發現她的左下肢陽陵泉附近出現了一簇血絡，隨之，給予一刺，血噴瀉而出，頸部立即能夠轉動（從30度到70度），一針見血，果然不虛！

接著，以另外一個實際案例來說明。這是一位中年男性因為落枕無法右轉，經神經學檢察，確定無異常。於是查看其雙側下肢，果然在病側（右側）發現了一條血絡（恰如黃帝內經所述：堅盛橫以赤），於是給予絡刺治療（圖8左），絡刺出血後頭立即可轉動（圖8右）。

一般而言，左右轉動之痛，可在痛側之膽經尋找血絡。至於後仰之疼痛，則可在膀胱經找尋血絡。

有關絡刺後尚剩餘之痛，可在對側併用輸刺。如此，可大幅減少消炎止痛劑或嗎啡類藥物之使用與減少藥物副作用發生事件。

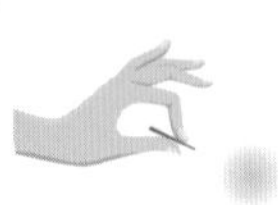

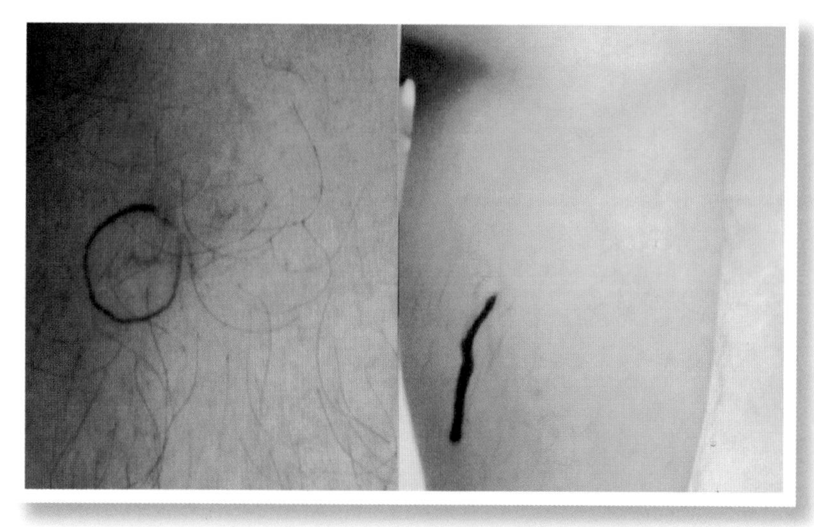

圖8：落枕病患下肢病側血絡與絡刺出血

補述：慢性非特異性頸肌痛

慢性非特異性頸肌痛更是臨床上常見問題。2019年9月26日週四下午，一位55歲左右之婦女，主訴有左側肩頸肌肉緊繃數年，約VAS pain score約為6/10cm，無神經壓迫。因屬膽經循行，檢查雙下肢，左下肢陽陵泉區果然出現一簇血絡（Reticular vein）；然右下肢陽陵泉區則找不到此血絡。此又再度印證同側血絡（Reticular vein）與肩頸肌肉之相關聯，而且是出現在同一條經脈循行上。這樣的觀察發現，讓我歡欣無比！然而治療的成果是否會如同急性非特異性頸肌痛那麼神效，則尚待驗證。另外也尚須明查是否有合併頸椎椎間盤疾患。

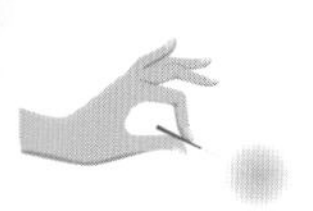

七、帶狀皰疹後神經痛與相關神經痛

急性帶狀皰疹在大部份的人都會自行痊癒，然而其合併的神經痛，可能會讓病人很受苦。特別是老人家，因為難受的神經痛，日夜折磨，讓病人睡不好、吃不下、甚而憂鬱。除此之外，有部分病人在皮疹消失後，其神經痛仍會持續數個月甚而數年之久，被稱為疱疹後神經痛（Postherpetic neuralgia, PHN），疱疹後神經痛可能會很難治療。

帶狀皰疹後神經痛第一例

這是一位74歲女士，在農曆過年期間，罹患帶狀皰疹於左胸與左肩，近數月來，左胸與左肩之帶狀皰疹神經痛讓她不得安寧，每個夜晚都無法安眠，因此來到門診。原先想，就開個神經痛用藥讓她帶回家，然而理學檢查卻發現左下肢有數簇血絡（左側解溪穴上三寸、左側足三里下兩寸、 左側陽陵泉後一寸），然健康的右側卻沒有。想起過去治療慢性緊縮型頭痛不也是一樣嗎（都在病側），於是建議她可以考慮絡刺的治療。

・第一次的治療：2019年8月8日

左胸與左肩之之輕輕觸摸，VAS pain score都有8/10cm之痛感。首先，我針對在解溪穴上三寸之血絡（圖9A）一刺，黑血泊泊自出，約5毫升，待出血自行停止，請病人自行評估。病人很高興的描述：她左肩頭的觸摸疼痛從8/10cm降到2/10cm（明顯改善）；然前胸（胸大肌處區域）的觸摸疼痛從8/10cm只能降到6/10cm（輕微改善）；而左肩井區的觸摸疼痛仍是8/10cm（全無改善）。

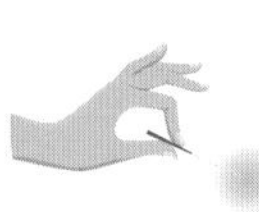

→從此看來，左側解溪穴上三寸之血絡恰與左肩頭相關連。

於是，嘗試對左側足三里下兩寸之血絡施治（圖9B）刺之，血液泊泊自出，約4毫升。待出血自行停止，請病人自行評估，病人很高興的描述：她左前胸（胸大肌處區域）觸摸疼痛從6/10cm降到2/10cm（明顯改善），左肩頭的觸摸疼痛維持在2/10cm（未進一步改善或反彈）；而左肩井區的觸摸疼痛仍是8/10cm（全無改善）。

→從此看來，左側足三里下兩寸之血絡則恰與左前胸相關連。

雖然左肩頭與左前胸之痛都有了明顯改善，然而左肩井區的觸摸疼痛仍是8/10cm（全無改善）。因為肩井區之循行屬於膽經，所以在左側陽陵泉後一寸（圖10）予以絡刺。刺之，出血約3毫升，待出血自行停止，請病人自行評估。病人描述：她左肩井區的觸摸疼痛從原先8/10cm降到4/10cm（改善一半），於是讓病人回家。

→從此看來，左側陽陵泉後一寸之血絡恰與左肩井區相關連。稍作整理如下表4。

表4：第一次的治療——不同血絡對應了不同部位的疼痛區

血絡區	相應區	出血（毫升）	VAS pain score（cm）	改善（%）
A左側解溪穴上三寸	左肩頭	5	8 > 2	75
B側足三里下兩寸	左前胸	4	6 > 2	66
C左側陽陵泉後一寸	左肩井區	3	8 > 4	50

註：A、B、C可分別參照下頁圖9及圖10

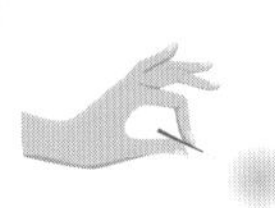

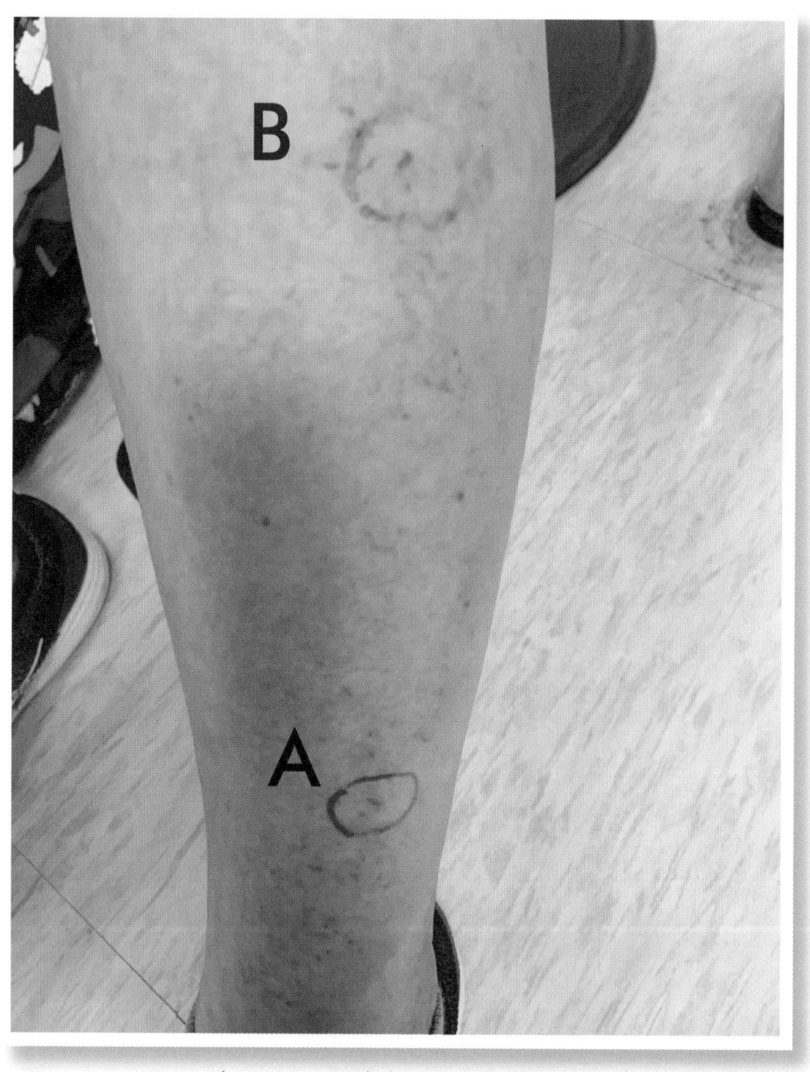

圖9：A血絡區（下方紅圈處）、B 血絡區（上方紅圈處）

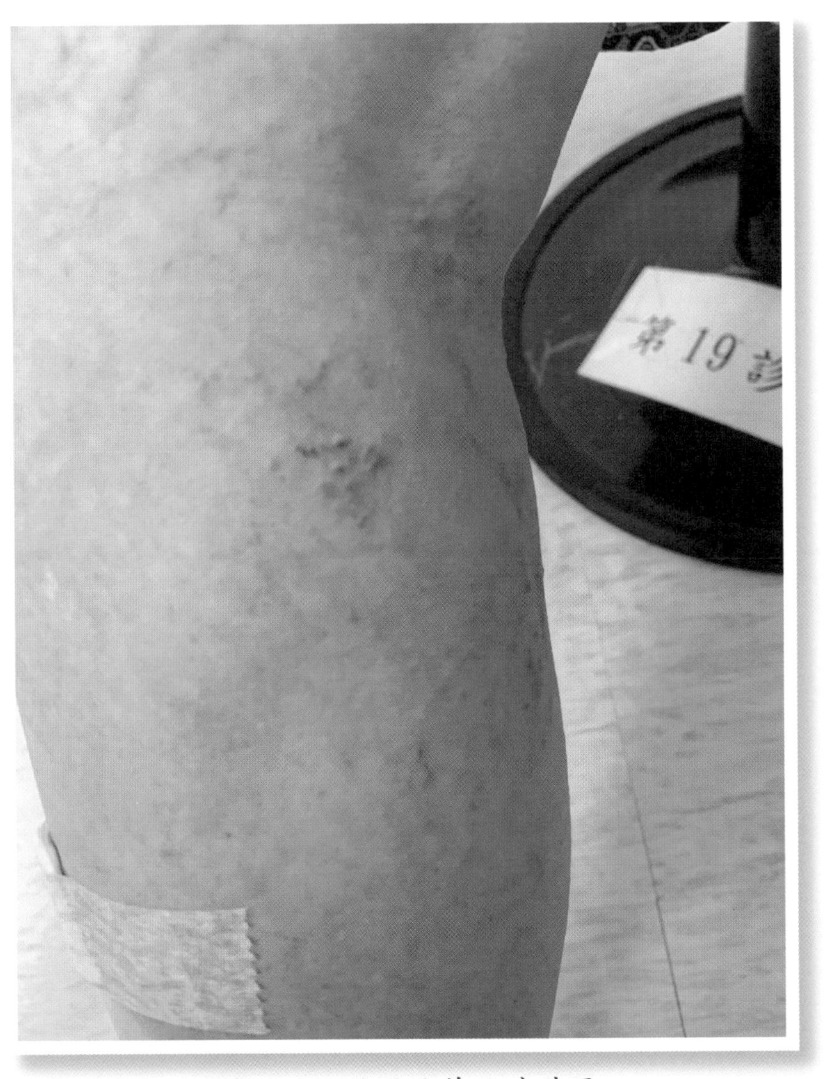

圖10：C血絡區改善了 肩井區

從表4讓我發現，原來不同區塊的血絡，竟然與身體不同部位的疼痛（觸摸疼痛）有關。這要如何來解釋呢？

從古典經絡現象而言，肩頭與前胸區皆屬陽明區，因此在足陽明胃經施行絡刺有其療效。而肩井區為少陽區，因此在足少陽膽經施行絡刺有其療效。所以絡刺的療效與經絡循行有密切相關性是可以確定的。

·第二次的治療：2019年8月12日

不知道病人的疼痛是否會復發，懷著一顆忐忑不安的心問了病人，她說左肩頭的痛維持2/10cm，沒再復發。左肩井區的痛維持4/10cm，但左前胸的痛復發上升到6/10cm。

於是，我決定先處理左前胸痛，刺左側足三里下兩寸之血絡，出血2毫升，痛自6/10cm降至4/10cm；左側肩井區痛不變4/10cm，於是刺左側陽陵泉後一寸，出血5毫升，痛降至2/10cm，左前胸痛再降為3/10cm。

之後，打算讓病人離開時，他卻說胸骨左側甚痛，一摸就痛，評為7/10cm。不得已，於左血海再刺，左胸骨內側痛自7/10cm降為3/10cm。

經此次治療，又再度確認左前胸之疼痛表現於左足三里下兩寸（同側胃經）；肩井區之疼痛表現於左側陽陵泉後一寸（同側膽經）；左胸骨內側之疼痛表現於左側血海（同側脾經）。

簡單整理如下頁表5。

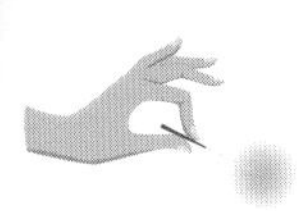

表5：第二次的治療——疼痛改善與對應部位

痛區	血絡區	出血（毫升）	VAS pain score(cm)	
			08/08	08/12
左肩頭	左側解溪穴上三寸	5	8>2	2
左前胸	左側足三里下兩寸	2	6>2	6>4>3
左肩井區	左側陽陵泉後一寸	5	8>4	4>2
胸骨左緣	左血海	5	?	7 >3

· **第三次的治療：2019年8月19日**

病人自述2019年8月12日效佳，但8月13日在家中獨自上下樓梯忙完拜拜後又大發作。於是再給予絡刺，如表6。

表6：第三次的治療—疼痛改善與對應部位

痛區	血絡區	VAS pain score（cm）
左肩頭	左側解溪穴上三寸	3>2
左前胸	左側足三里下兩寸	7>4
左肩井區	左側陽陵泉後一寸	3>2
左胸骨邊緣	左血海下	10>5
	左陰陵泉	5>3

註：左陰陵泉血絡可參考下頁圖11。

於此次再度驗證，左前胸痛與胃經相關連；左胸骨（sternum）邊緣則與脾經相關連，因為血海與陰陵泉皆是脾經重要穴道。

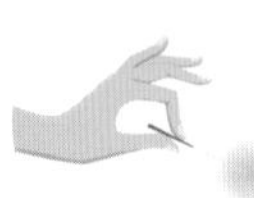

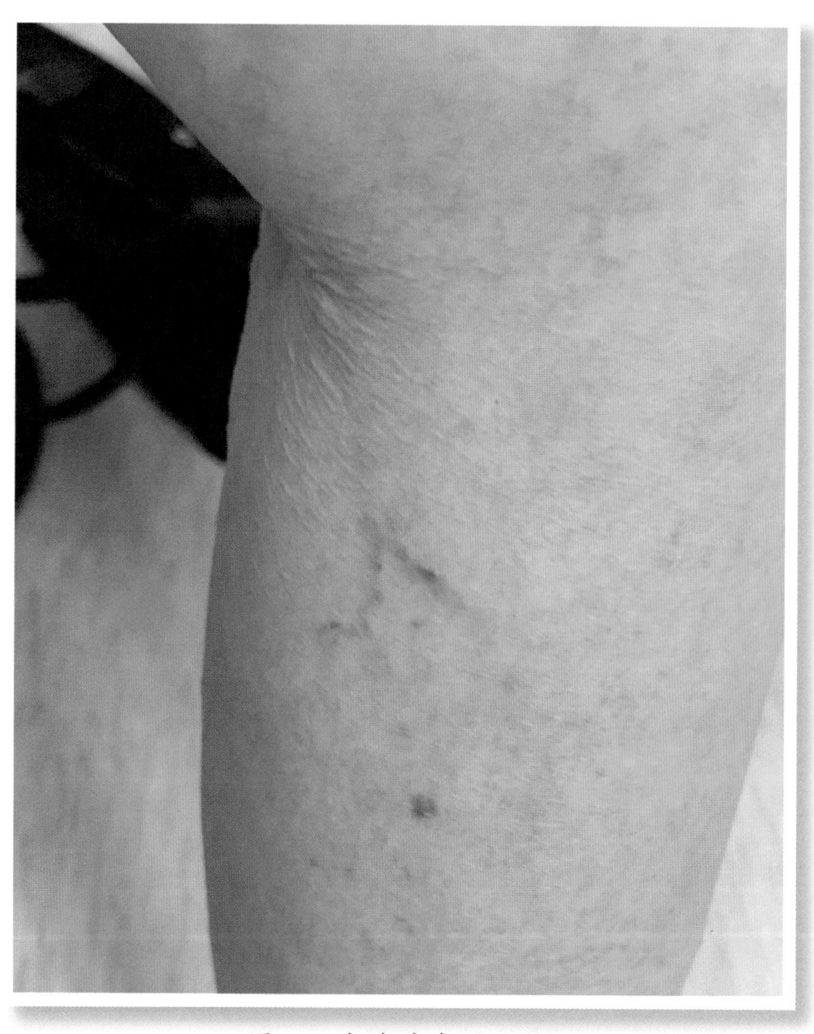

圖11：左陰陵泉區血絡

· 第四次的治療：2019年8月26日

病人自述第三次治療後效佳，迄今只剩下胸骨旁與前胸痛。於是再給予絡刺如表7。

表7：第四次的治療——疼痛改善與對應部位

痛區	血絡區	VAS pain score（cm）
左肩頭	左側足三里下兩寸	2
左前胸		3>2
左肩井區		2
左胸骨邊緣	左陰陵泉 左血海下	5>3 3>2

此次再度驗證，左胸骨（sternum）邊疼痛則與脾經（陰陵泉，血海）之相關。

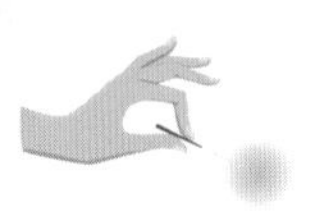

・第五次的治療：2019年9月2日

病人自述第四次治療後效佳，迄今全部痛處皆只有2/10cm之疼痛，然而左膝活動不適，因此只在左膝周遭之陰陵泉三里下與伏兔刺血。

・最近一次回診

上述四個部位疼痛俱已改善，都只剩2/10cm，生活品質已大幅改善。然左腋下與左臂內猶有疼痛，經左側委中區絡刺後，左腋下疼痛自述有部分改善，但未全部消失。

總結

此病人共有五個部位疼痛，分別經由五個區域的血絡之絡刺治療，而得到改善。這給了我們很大的啟發：不同部位的疼痛與不同經脈循行有強烈的相關！

帶狀皰疹後神經痛（胸骨左緣）第二例

2019年9月23日

有位82歲的老太太，今年3月得到帶狀皰疹，其受侵犯區域在左側T1 T2胸椎神經皮節，半年來其痛仍持續，令她日夜不得安寧。

經友人轉介前來，最痛處在胸骨左緣。檢視下肢，在左側脾經陰陵泉下四吋有兩條血絡，乃刺之，共出血1.3毫升（參下頁圖12），疼痛自VAS pain score 8.5/10cm降為5/10cm。

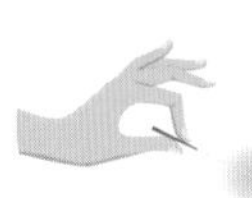

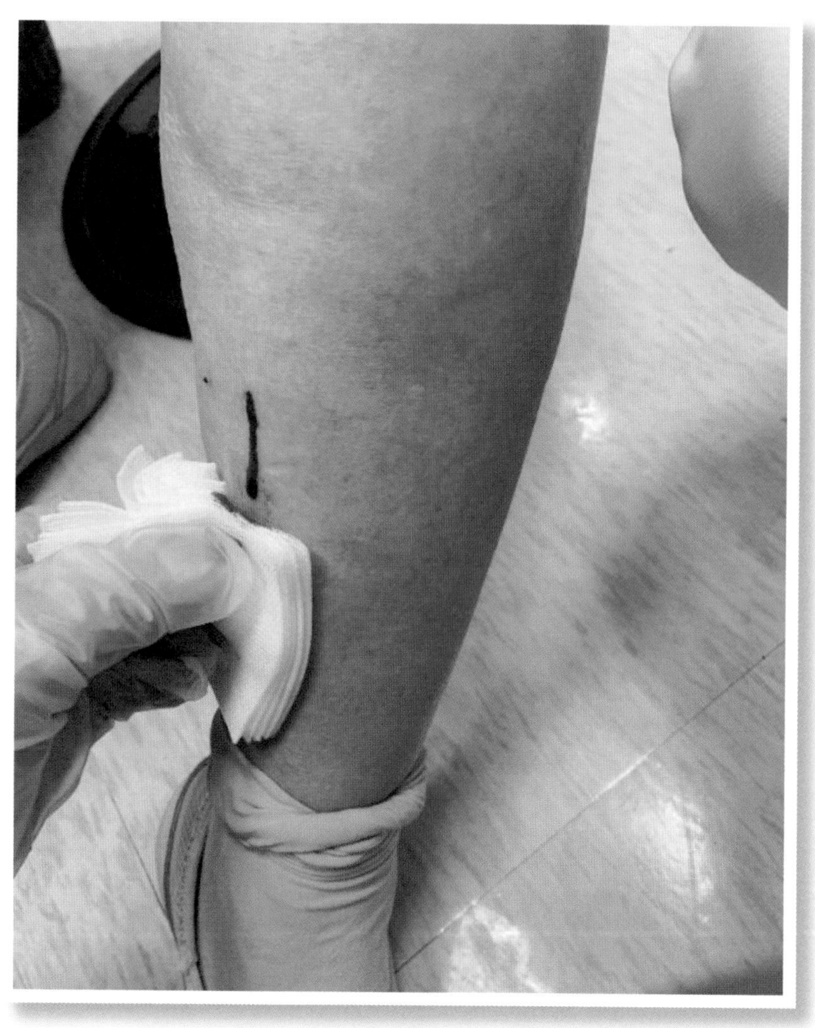

圖12：左側脾經陰陵泉下四吋之絡刺後

以上兩例，累計五次的觀察（前例四次、後例一次），都顯示了胸骨左側區疼痛與左側脾經之相關性。

進而翻閱《黃帝內經‧靈樞第十三‧經筋》這一篇，經文如後：

「足太陰之筋，起於大指之端內側，上結於內踝；其直者，絡於膝內輔骨，上循陰股，結於髀，聚於陰器，上腹結於臍，循腹裡，結於肋，散於胸中……」

從以上經文看來，胸骨邊緣似乎與脾經經筋有著密切相關。古代醫家之觀察，教人佩服。

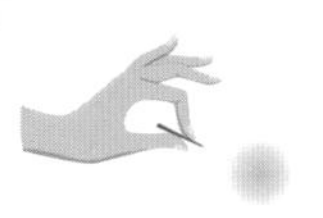

顏面神經麻痺後遺症之抽搐痛

回想起另一位穿著時髦之五十多歲婦女，在右側顏面神經麻痺後的半年來，她的右側臉頰三不五時就抽搐疼痛，使她憔悴。因其抽痛在前面，屬陽明部位，因此特別檢視足陽明胃經。果不其然，在其右膝上梁丘穴附近出現一條血絡，刺之，出血數毫升，回診時自述，自從右膝上刺血，近一個月右側臉頰抽搐幾乎不再發生。然後又漸復發，所以前來求診，希望能再一次給予絡刺。

這位病人給我的啟發是：絡刺對顏面神經麻痺後之神經痛是有效的，且可達一個月之久。但個人省思是應預先幫忙安排數次的治療，以避免復發，這才是一個完整的療程（treatment course）。若沒安排完整的療程，那就是古人所說的「為德不卒」了。

三叉神經痛 Trigeminal neuralgia

2019年9月25日

三叉神經痛是一令人難受的疾患。一位63歲的婦女，由女兒陪同，其右側臉頰下半部之抽痛VAS pain score為6/10cm。查之，右側足背上與右踝側區有怒張小靜脈，刺之，出血數毫升，當場無法判定療效。一週後回診，自述過去一週來，平均疼痛改善至VAS pain score 4/10cm。於是針對右足踝外側丘墟附近血絡，施行第二次絡刺，並約定一週後再次回診。

經第二次絡刺，一週後回診，自述上次效果只能維持一天。思索為何這兩次成績大不同？仔細回想：唯一差別在絡刺部位。第一次是在足背，第二次在足踝區。於是依第一次在足背區併加上右側風市區之絡刺（第3次治療）。效果究竟如何呢？

10月17日再回診時，病人自述疼痛自10>>>>6.5cm，已有相當進展。為求療效能持續，於是給予第四次治療，分別在足陽明與風市區（圖13）進行絡刺出血，她自述疼痛評估6.5>>5.0/10cm，整體而言頗為滿意，自覺生活品質大為改善。

10月31日最近一次回診，自述兩週來都不再需使用止痛藥了。且VAS pain score持續下降至4/10 cm。其療效之顯著，真令我訝異！因為我從不敢想像，絡刺竟然對神經痛也能改善到不需使用止痛藥（雖尚未能根治）。

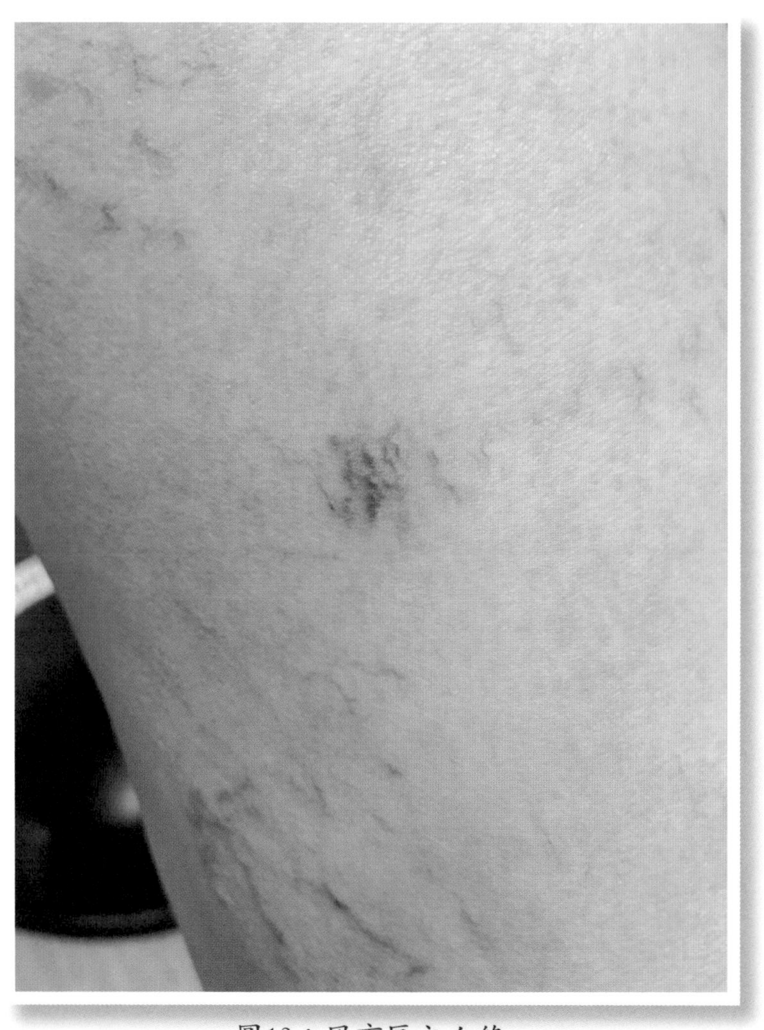

圖13：風市區之血絡

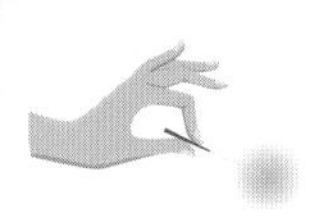

八、眩暈症

最早的經驗，來自家中小妹突然有原因不明之急性眩暈發作，在下肢條口穴附近出現一簇血絡，絡刺治療後，待泊泊血停，眩暈立即改善。然此為30年前往事，彼時未能有完整的評估記錄，是美中不足之處。

2019年9月6日星期五下午，85歲的金鳳阿姨之不明眩暈又大發作，步履蹣跚的來到診間求診。

在2018年曾因嚴重乾眼，需每天點眼藥水多次，卻在一次於陽陵泉下方絡刺後，當晚就不需再點眼藥水，因此對我們很信任。

此次主訴天旋地轉、胸悶、欲吐。診之，並無手足無力或偏癱，應為舊疾復發，VAS pain score量之為10/10cm，於是先在右下肢的陽陵泉附近之一簇血絡進行絡刺。

出血約5毫升後，血止，即先感到胸悶改善，五分鐘後，眩暈立即改善到7/10cm，然未過半。

再針對同側右下肢的陽陵泉下三寸再後2寸之一簇血絡進行絡刺，又出血約5毫升，待出血自止，約五分鐘後，她自述眩暈完全消失到0/10cm。

病人感到不可思議，而身為醫師的我也感驚訝，為了描述此處特效血絡區，取名之為金鳳止暈穴（圖14）。

2019年9月9日，星期一晚上，接到金鳳阿姨的來電，她說整整三天了眩暈都沒再發作，從此看來，絡刺對眩暈的療效似乎有數天以上的效果，並非只有短暫數小時之效果。

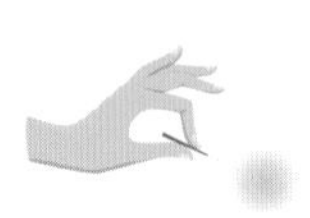

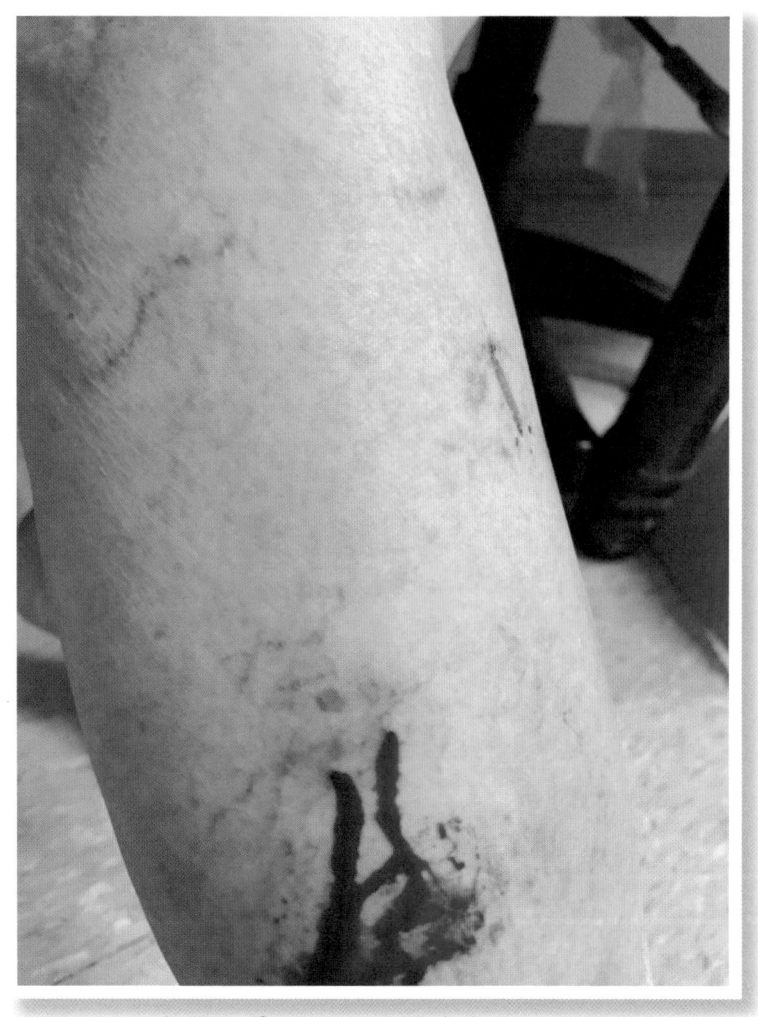

圖14A：金鳳止暈穴，位於陽陵泉下三寸再後二寸

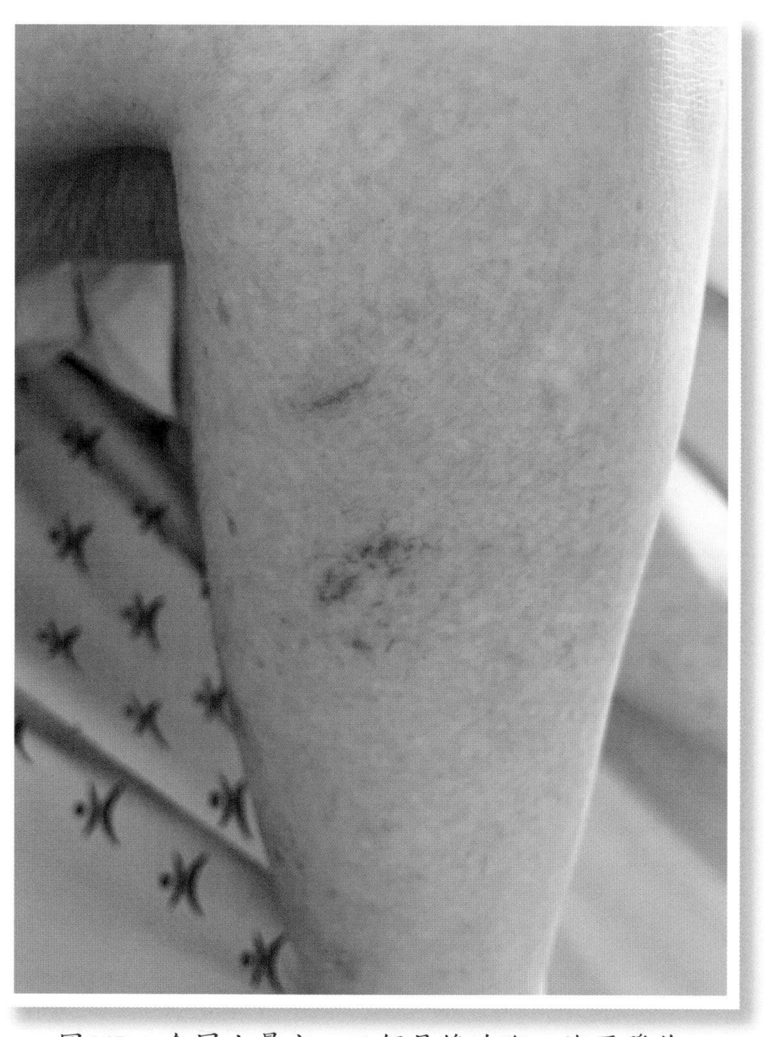

圖14B：金鳳止暈穴，三個月後追蹤，沒再發作

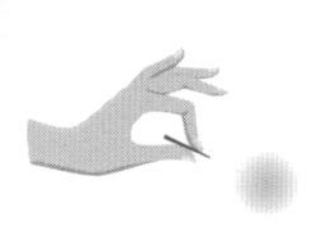

體會

比較此以上兩個案，同樣是眩暈，但以傳統中醫之證型而論，則大不同。

前者年輕，為胃氣上逆之病，表現於胃經條口穴。

而後者年長，孩子都在外地，有長期的壓力，為木亢剋土，表現於膽經陽陵泉區，與膽經區之金鳳止暈穴。推想，若要能獲得較長期之緩解，則可能需進一步滋水涵木（滋腎潤肝）。

九、胃腸疾病之小小心得

A.胃食道逆流症 Gastroesophageal reflux disease（GERD）

胃食道逆流症是現代人常見疾病之一，每每半夜因之而驚醒，真是痛苦無比。雖然現代醫學在此領域有長足進展，然傳統中醫藥，不論是漢方或針灸也有相當的效用，值得重視。

作者本身有胃食道逆流症，在某個晚宴後，半夜就經歷了一次痛苦的胃食道逆流。在左側下肢足三里下2吋發現有一簇明顯的血絡（圖15），刺之，血噴出，暗示著此處鬱積的血管內壓力甚大。之後，每數月一刺，一年來迄今胃食道逆流已少再犯。然因個人體質偏向虛寒，仍然須要注意飲食，避免夜食生冷食物瓜果。

常聽民間言：「半夜吃西瓜會反症」其意是說，身體虛寒的人，若在晚上元氣較虛時，又吃了寒涼食物（如西瓜），那就可能導致原來之疾病復發或惡化，深有同感。

另外，有位病人胃食道逆流症，條口穴附近之血絡刺後，自述胃酸滾動感立即緩和。

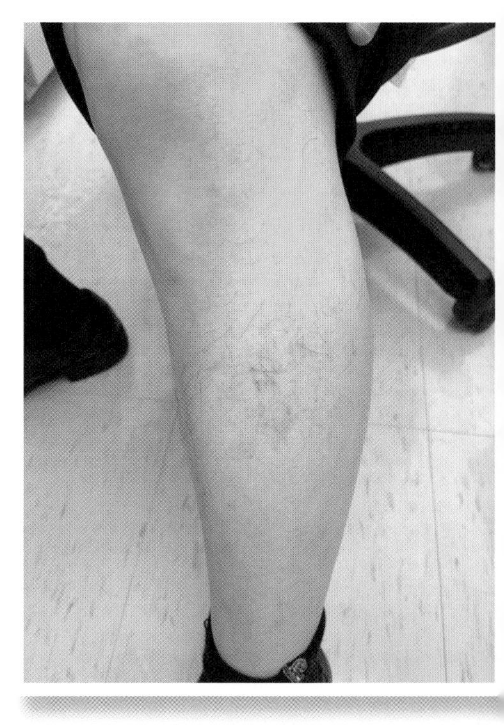

圖15：胃食道逆流症於左側下肢足三里下2寸發現有一簇明顯血絡

B.沾黏性腸阻塞 Adhesion ileus

絡刺的應用，除了頭痛、眩暈、肢體疼痛和胃食道逆流症，是否可應用在沾黏性腸阻塞呢？以前我沒把握，然而自從在關山慈濟醫院處理了一位手術後之沾黏性腸阻塞病歷後，覺得豁然開朗，原來絡刺也有可能應用於沾黏性腸阻塞（Adhesion ileus）。

這是一位五十歲上下的中年人，數年前開刀治療腸子破裂，然開刀後，腸阻塞卻反覆發生。

這一次是吃了堅硬的食物（番石榴），再度發生了腸阻塞，他又不想住院治療，經望診後，發現在足三里1～2寸之下，有一條明顯鼓脹的青色絡脈，於是就給予了絡刺，隨黑血湧出，脹痛立減，不再嘔吐！病人與醫生、護理師皆覺得不可思議。

曾經目睹沾黏性腸阻塞患者，苦不堪言。因此期待將來有興趣的年輕學子，未來對於沾黏性腸阻塞患者可進一步觀察，以確立到底有多少比例的病人能以絡刺奏效，進而可以做隨機對照研究。

十、膝痛與局部取穴

本書前述絡刺治療，大多以遠道取血絡為主。然讀者或許會好奇：為何不局部取血絡呢？

事實上，絡刺之於血絡猶如輸刺之於穴道，本就可局部取與遠道取，只是個人受到遠處取之啟發較多，此方面體悟也較多，因此在書中著墨也較多，然而並無法否認局部落刺之療效。

在一些情況，局部之絡刺，也是有一定療效的。例如退化性關節炎之膝痛，就在膝痛四周之血絡進行絡刺，也會有一定之成績的。茲舉例示範，一男性老人陪其妻子來看病，自述數年前她曾經因左膝因關節退化，上下樓梯困難，在左膝上緣，發現到明顯的血絡（圖16及圖17），經我給予絡刺治療後，左膝痛改善顯著，多年來未復發。

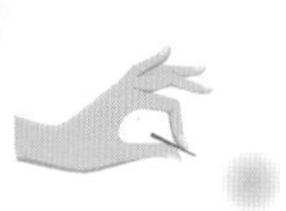

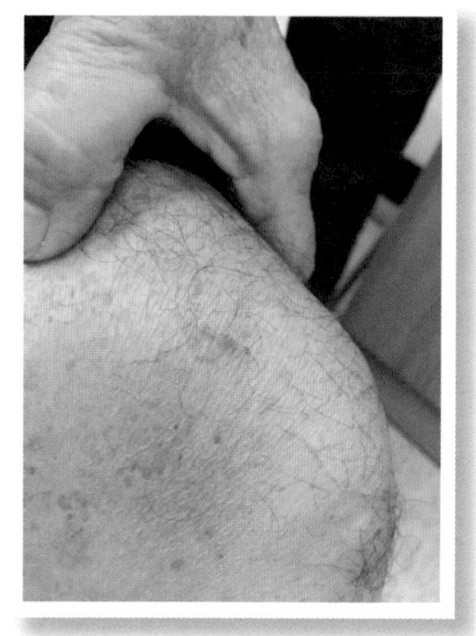

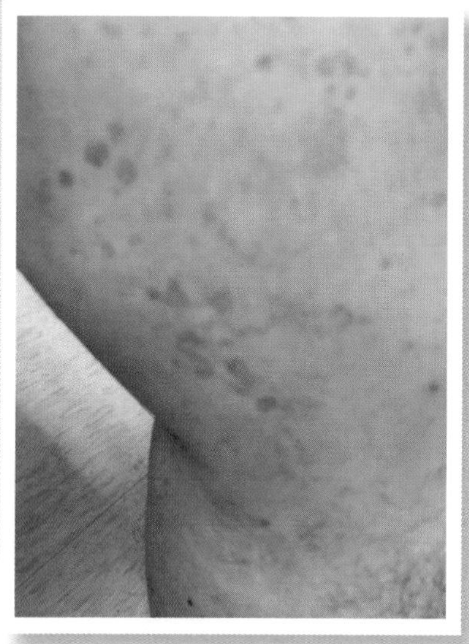

圖16、圖17：左膝關節退化之血絡

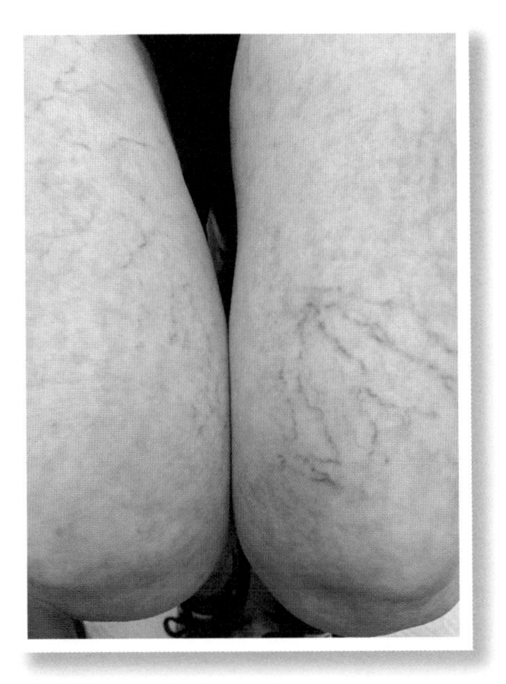

圖18：左膝關節退化，在左膝上緣，發現到明顯的血絡

另一位老太太，左膝因關節退化，上下樓梯困難，在左膝上緣，發現到明顯的血絡（圖18），經一次絡刺後，左膝痛改善顯著。

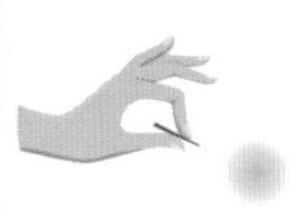

十一、絡刺療效之臨床觀察

A.療效出現之時間

經過絡刺治療後，不同的症狀，改善出現的速度也有所不同。一般而言，疼痛症狀的改善最快，約在出血後數秒到數十秒，即有霍然而癒的感覺。我們也可從此體會到「一針見血」之典故。若是眩暈則需數分鐘才能改善；若是眼乾，則需數小時。

B.絡刺之附加效果

絡刺的治療有時還產生了原先未預期的驚奇效果。例如有位患者，近70歲，因陣發性左邊顳側緊縮性頭痛來求診，經絡刺後，不止頭痛改善，左側耳鳴也消失，聽力也獲改善，胸悶也消失。從西方醫學角度似難理解，然以經絡學理論，則不困難。因為這乃屬於足少陽膽經之病，針對膝關節附近側面區（膽經循行區）之血絡進行治療，頭部以及相關膽經循行區自可改善。

C.絡刺與其他治法之加成效果

依照我們過去之觀察[6]，絡刺合併輸刺，兩者有加成效果，且優於單用絡刺或單用輸刺。經驗上，我們通常會先在病側施行絡刺，再於健側行輸刺處理剩餘殘存的疼痛或不適。（部分病人，在絡刺後就能100%改善，那就不需再做輸刺）

---

6 Chen CJ, Tsai WC, Yen JH, Tsai JJ, Ou TT, Lin CC, Liu HW. Bloodletting acupuncture of the engorged vein around Bl-40(Wei-Chung) for acute lumbar sprain. Am J Chin Med. 2001; 29(3-4): 387-91. PubMed PMID: 11789581

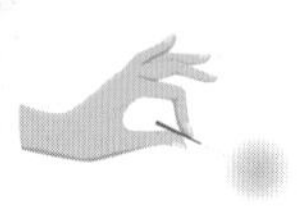

十二、血絡在古籍之描述

在《黃帝內經・靈樞・官鍼第七》這一篇裡，有這樣的敘述「九鍼之宜，各有所長……」，再者「凡刺有九日應九變」，更有明述「一曰輸刺者，刺諸經滎輸藏腧也。二曰遠道刺，遠道刺者病在上，取之下刺府腧也。三曰經刺者刺大經之結絡經分也。四曰絡刺，絡刺者刺小絡之血脈也……」。

而上述「小絡之血脈」乃為絡刺之主要標的，稱之為血絡。那麼如何界定是「血絡」呢？在黃帝內經靈樞的一個專章〈血絡論第三十九〉則可以一窺血絡的全貌。

「黃帝曰：願聞其奇邪而不在經者？岐伯曰：血絡是也。」在末了，黃帝又問了「黃帝曰：相之奈何？岐伯曰：血脈者，盛堅橫以赤，上下無常處，小者如鍼，大者如筋，則而寫（瀉）之萬全也。」而這段經文，在皇甫謐的《針灸甲乙經》也有相同之敘述。

再觀之近代著作，於安徽王秀珍老中醫之著作《刺血療法》（其書中P24）也有清楚的敘述：「針刺放血所取的『血絡』必需具有氣血瘀阻徵象，鬱血的血絡都是堅勝脹滿而發赤的。」

此外，於《黃帝內經・靈樞・經脈第十》，雷公與黃帝問的問答，有明白的敘述「……諸刺絡脈者必刺其結上甚血者……」。

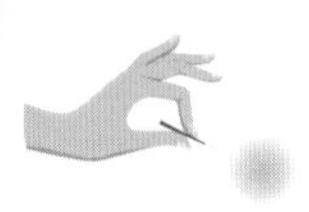

十三、血絡在解剖病理學之所見

雖然古籍上描述了很多，然而在病理學的觀點是什麼呢？這方面一直沒有答案。所幸，承蒙三位慢性緊縮型頭痛病人的慨允，同意由皮膚科醫師自下肢血絡出現之區域，做一個切片檢查，終於讓我們有機會了解血絡之病理表現。

這三位病人的皮膚切片都一致的出現了嚴重擴張的小靜脈（venule）於真皮層（有一位在表淺真皮層，兩位在深部真皮層），而此等小靜脈的細胞壁具有增厚的現象。同時，這三位都還合併了毛細管增生。

從以上病理學所見，我們推論：血絡即可能是由嚴重擴張的小靜脈所構成。另外，增生的毛細血管則是所謂之孫絡。而古典絡刺的對象即是小靜脈（venule），彼等與大靜脈（vein）之刺血法（如蒙古學派與古歐洲派之刺血療法）是截然不同的。

為了進一步了解「絡刺者刺小絡之血脈」這句話之真正意涵，筆者請教了整形外科靜脈曲張的手術專家，我的老師林幸道教授，他一看圖片（見圖1），就直接說了：「這就是Reticular veins。」真是這樣嗎？直到這一天（2019年9月13日，農曆8月15日中秋節，放假在家，查閱文獻寫作），終於可以確定在慢性頭痛或慢性腰痛所出現之小（血）絡，應就是現代西方醫學對慢性靜脈功能不全（Chronic venous insufficiency[7]）分類中，C1 group裡的網狀血管（Reticular Veins）（1

---

7 KasperczakJ, Ropacka-Lesiak M, Breborowicz HG. [Definition, classification and diagnosis of chronic venous insufficiency - part II]. Ginekol Pol. 2013 Jan;84(1): 51-5. Review. Polish. PubMed PMID: 23488310.

mm to 3 mm in diameter）（圖19A）；至於C1 group裡的微血管擴張（Telangiectasia）則應該是歸類為「孫絡」（less than 1mm in diameter）（圖19B）。

至於粗大的靜脈曲張，在分類則歸屬於C2 group以上（C2-C6）（圖19C）並非本書之古典絡刺方法的施治對象。本書強調的是以小（血）絡為主來治療。

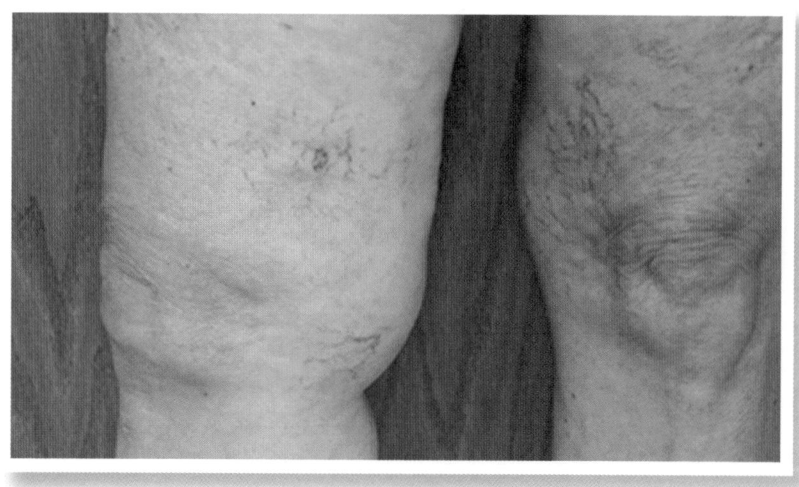

圖19A：現代西方醫學在慢性靜脈功能不全（Chronic venous insufficiency）分類中的C1 group裡的網狀血管（Reticular Veins），則為古典絡刺之小絡。

圖19B：現代西方醫學在慢性靜脈功能不全（Chronic venous insufficiency）分類中的C1 group 裡的Telangiectasia（微血管擴張）等同針灸家之「孫絡」

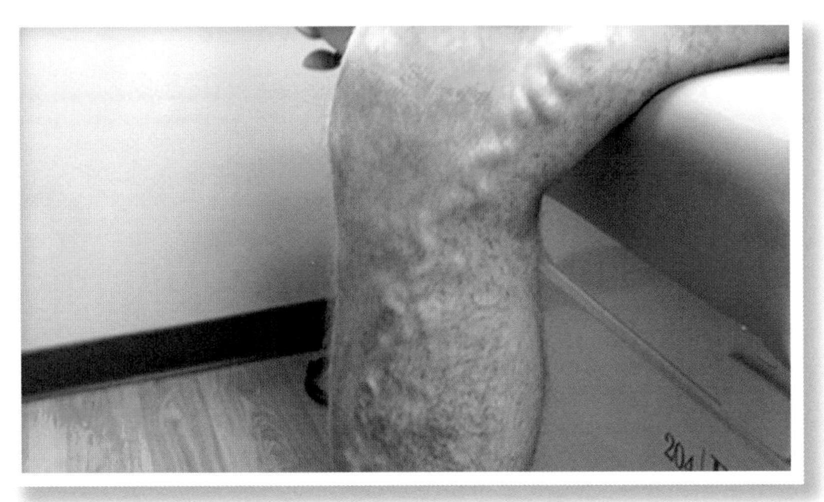

圖19C：粗大的靜脈曲張在分類則歸屬於C2 group以上（C2-C6），並非本書之古典絡刺方法的施治對象

註：圖19A、19B、19C引用自http://pvdandme.com/pvd-symptoms/spider-reticular-varicose-veins/ @Koninklijke Philips N.V., 2004-2017

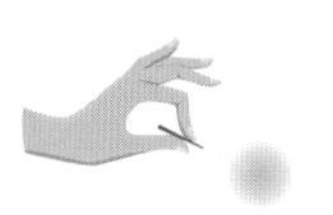

十四、絡刺機轉：是否有個未知的交感神經反射？

那麼，為何在下肢的血絡放血竟然可以改善頭部的疼痛呢？這真正的機轉迄今未明，期待將來有聰明的人能把這個謎解答出來！

在此，以久年緊縮型頭痛為例，筆者嘗試作這如下假說（請參照圖20）：

A.當頭痛初發生時，可能會經由交感神經傳導，導致某些局部（遠端）的小靜脈收縮。

B.因此小靜脈回流鬱積。

C.當小靜脈回流鬱積到某種相當程度，小靜脈上的壓力感受器會把壓力訊息經由交感神經系統向上往頭頸部回傳。進而引發頭痛。

而後，啟動一個惡性循環，A→B→C→→A→B→C→，如此周而復始，而絡刺的作用，即可能是打斷中間的C，中斷此惡性循環。

因此我們推論，小靜脈血管（小絡）受到疼痛的影響而膨脹，而膨脹的小靜脈則會使頭痛惡化或持續。此等異常小靜脈（小絡）之於頭痛，就相當於啟動點（Trigger Point）之於Myofascial pain。

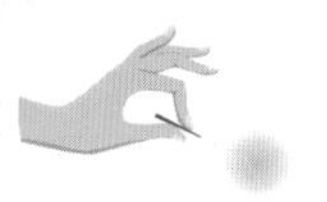

Fig. 20
Illustration of a novel reflex consisting of vascular - muscular components, the vascular - muscular reflex for chronic tension-type headache

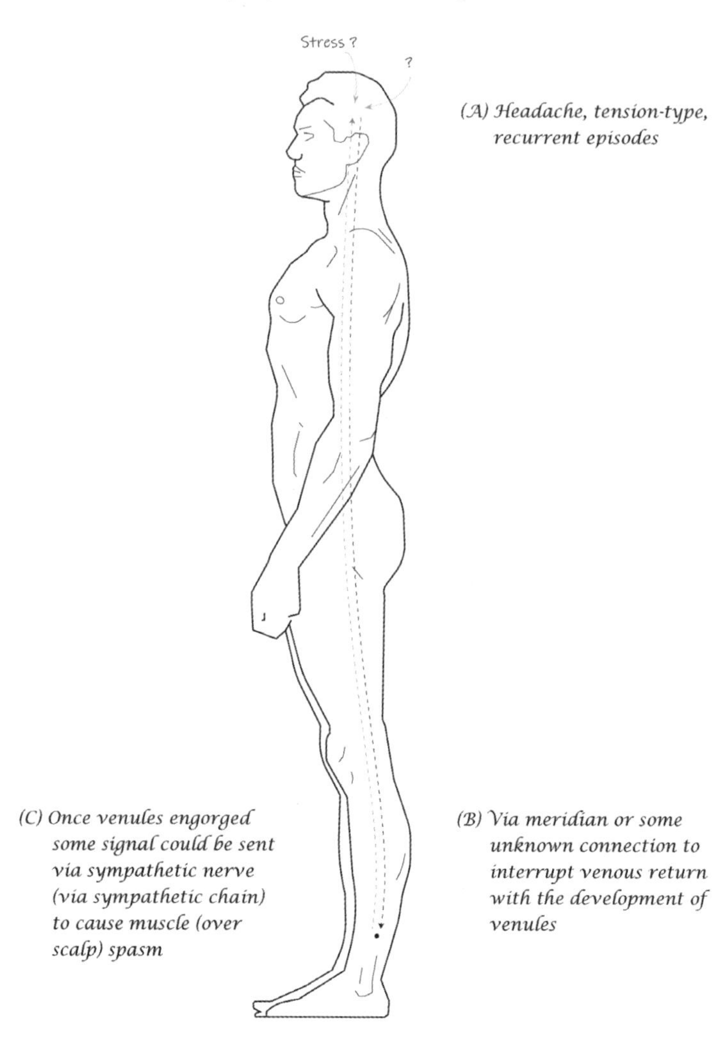

圖20 ：絡刺機轉假說圖

然而，最關鍵的問題乃是：小靜脈（venules）是否有自律神經的分布呢？

在2019年9月中，當我查到Garroll博士的這一段敘述：Venules（10 to 100 μm in diameter=1mm to 10mm in diameter）collect blood from the capillaries in a convergent flow pattern. ***"Venule smooth muscle is innervated by sympathetic nerves."*** [8]（「小靜脈平滑肌受到交感神經支配」），我禁不住高聲歡呼起來！然而，問題來了，為何絡刺放血舒緩了下肢小靜脈的壓力後，頭頸或胸部或腰部的疼痛可以獲得顯著的改善，而且是同側的疼痛呢？遍查文獻，沒有答案。理論上，交感神經的向上傳遞會經過內臟神經（Splanchnic nerve），但是內臟神經如何影響到頭頸肩（胸或腰）之肌肉呢？

8　引用自：Vascular System by Robert G. Carroll PhD，in Elsevier's Integrated Physiology，2007

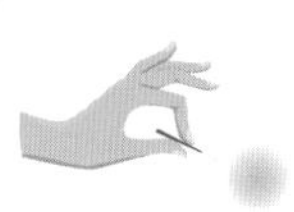

原來在1955年Downman就已發現：對於內臟神經（Splanchnic nerve）給予一次最大單一休克的刺激，就會激發全體壁神經與脛神經之反射興奮。*[DOWNMAN CB. Skeletal muscle reflexes of splanchnic and intercostal nerve origin in acute spinal and decerebrate cats. J Neurophysiol. 1955 May;18(3):217-35.]*

從神經解剖學的觀點看來，Sympathetic chain可能是聯繫了內臟神經與體壁神經肌肉的一個重要關鍵。而絡刺之所以有效，即可能是透過此一神經路徑的調節而發生。

另外從金鳳阿姨的下肢膽經陽陵泉下區之刺血，「可以改善淚腺之分泌，從而不用再點眼藥水」這個發現來看，絡刺之一重要機轉，個人推測可能是經由Sympathetic chain此路徑之調控（絡刺可能會降低了血絡之怒張靜脈壓力所誘發的交感神經亢奮，進而使副交感神經不再受到壓制而得以功能正常運作）。

從以上兩種反應推敲，絡刺對於血絡（venules）之疏解壓力，可能會經由調降了交感神經之向上傳遞，進而緩解骨骼肌之收縮（所以能轉頭）或去除了副交感神經所受到的壓抑（所以有了眼淚）。

如此看來，交感神經鏈（Sympathetic chain）此一路徑之研究，仍有待未來更多之探討。然而這只是個人目前之假說，有待未來學者們之進一步證明。

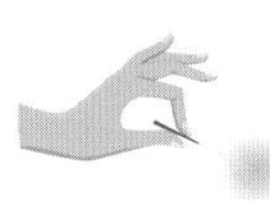

十五、古典絡刺的實務操作

A.針具

傳統上以三棱針為主。在歐洲以lancet為主。現代則可用抽血針頭22G、23G、24G皆可。筆者個人慣用23G針頭。（圖21）

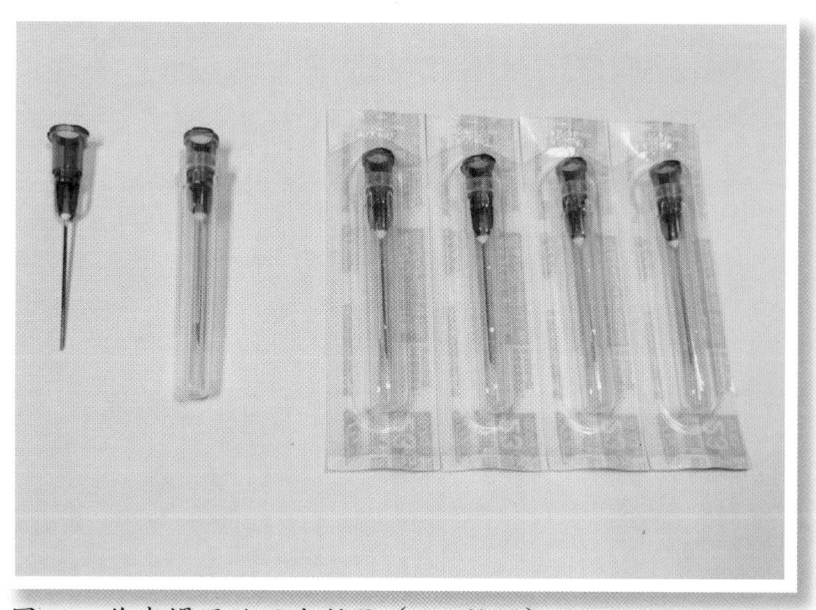

圖 21：作者慣用的現代針具（23G針頭）

B.禁忌症

- 血友病
- 服用抗凝血劑者
- 皮膚感染者
- 血壓偏低者

C.步驟

1. 戴手套
2. 標示刺血部位
3. 依標準步驟消毒 由內而外
4. 待乾燥
5. 依30度角進針
6. 出針
7. 等出血自停
8. 清潔
9. 包覆傷口

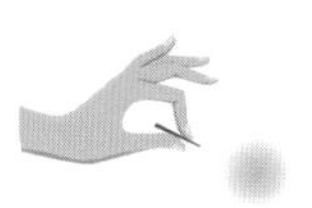

D.評估

治療前後各評估一次，依病人之理解，選取最恰當的量表，以下二類可做參考使用。

Ⅰ.視覺類比量表（Visual Analogue Scale, VAS）

一條實際為100mm的直線，最左邊標出0 mm，最右邊標出100mm，向病患說明0 mm代表不痛、100 mm代表非常非常的痛，由左端往右移表示愈來愈痛，拿一隻筆讓病患在這條直線上垂直畫一短線，代表病人疼痛的位置，在將測量mm值記錄下來。

也有較簡便的方法，以cm（0cm-10cm）來表示。

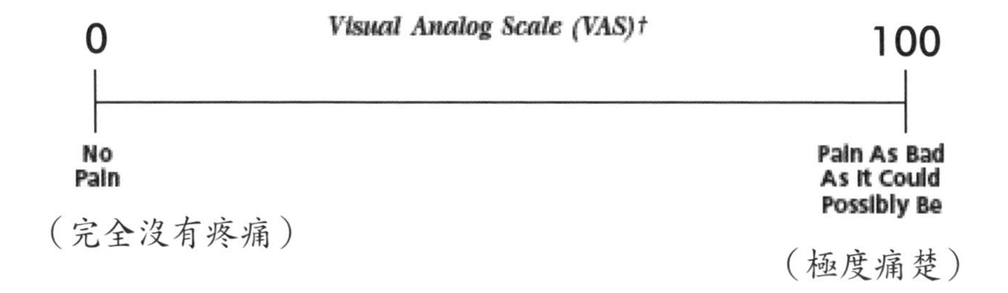

圖22：視覺類比量表（Visual Analogue Scale, VAS）

II. 臉譜量表（Face Rating Scale）

在一張紙上畫了6個卡通臉譜，臉譜下方標出0～5，讓病人選出最能代表他疼痛感覺的臉譜，以0～5分別記錄所選擇的臉譜。由左到右是：（0）很愉快的笑臉、（1）微微笑的臉、（2）有些不舒服、（3）更多些不舒服、（4）想哭、（5）到流眼淚大哭，如下圖23：

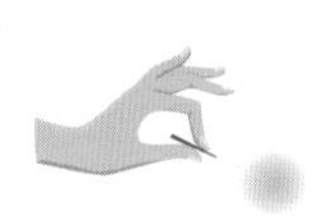

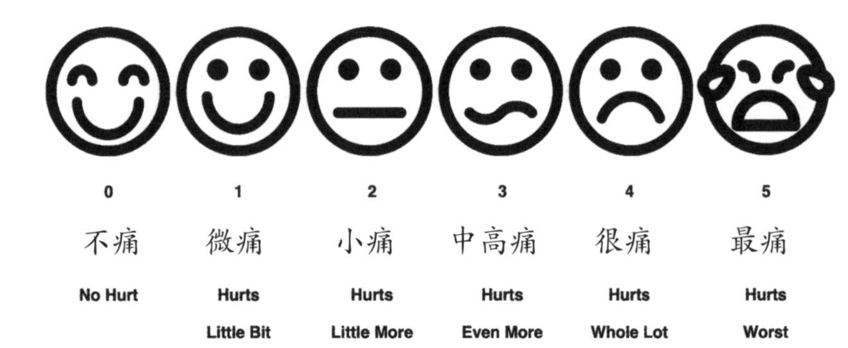

圖 23：臉譜量表（Face Rating Scale）

十六、放血療法東西方之差異

在當代有關西方放血治療（Blooletting therapy）的文獻中，最完整的應是Gerry Greenstone醫師發表於BC medical Journal（2010）的文章了。[Gerry Greenstone, MD,. The history of bloodletting. BCMJ, Vol. 52, No. 1, January, February, 2010, Page（s）12-14.]

從他的文章，我才赫然了解到東西方醫學在放血治療這一個領域竟然有如此大的差異，而更使我訝異的，西方的放血治療竟是開始於醫學大師希波克拉底的年代（-460~370BC），而於在公元後129~200，經由Galen醫師而更加發揚，在19世紀在歐洲達於巔峰，接著快速的褪色，甚而幾乎被遺忘。

這其中的曲折，也參雜著兩大歷史的悲劇在其中，其一是查理二世，其二是美利堅共和國（美國）的開國元首華盛頓總統，二者皆死於西方模式的巨量放血治療。

查理二世的死亡，是在被放掉了24盎斯的血液之後。而華盛頓總統之死，也是在被放掉了數公升的血液之後。

因此放血療法的治療也受到了質疑，在19世紀的愛丁堡醫學院，有兩位學生為此爭辨不已，前中有一位強烈信服放血治療的Dr. William Alison（亞歷森），而一位強烈反對者則為Dr. Huges Bennett（班納特）。

最主要的爭辨點在於一個觀察到的現象：較少的放血治療與較好的肺炎預後成為平行關係。然而如何解釋這樣的發現呢？亞里森認為這是疾病的型態改變所致，而班納特則認為是減少了危險性的治療（巨量放血）所致。

在這一場以肺炎（之預後）為主的爭論裡，班納特醫師獲勝了，最主要的班納特已認知到了，肺炎是來自微生物感染所引發的發炎所致。

依照Kerridge IH（1995）所述：在巴黎，Dr. Pierre Louis（1787-1872）檢視了77位急性肺炎的醫療記錄，比較了放血療法之施行時機（早期對晚期）他的結論認為放血療法對於肺炎的實際療效，遠比通常所相信的為低。

隨後，巴斯德與柯霍都證明了新的科學方法的真實（可靠），從而放血療法就漸漸的減少使用了。

直到今天，在歐美，放血療法只被保留在極少數的疾病，如：Polycythemia（多血症）、Hemochromatosis（血鐵沉積症或血色素沉著病）。

Dr. Greenstone在他的文章寫下了一段令人深省的話：「依照我們現在對病理生理學的認識，我們很容易就會嘲笑（西洋式）放血療法的治療，然而假如在一百年後的人來看我們現在的醫學呢？他們是否會不能認同我們現在的抗生素過度使用，我們的多重藥物使用，以及放射療法與化療的不當使用呢！」

而筆者個人更有不同的想法：

1. 那即是放血療法對感染性肺炎的療效固然有限，然而放血療法對「非感染性疾病」（頭痛、腰痛、頸痛）就全然無用嗎？【疾病不同】
2. 更重要的，西洋式放血療法（以數公升為計）的方法，本就和東方式的放血（以數毫升為計）之古典絡刺就有很大不同的差異。【出血量不同】

3. 古典絡刺講究經脈循行是近代西洋式放血療法所缺乏的。

因此西洋式巨量放血於肺炎之弊大於利，並不能就此推翻東方絡刺於頭痛、腰痛、頸痛之效用的。

展望未來，東方放血法（古典絡刺）的科學評估，才正要開始呢！

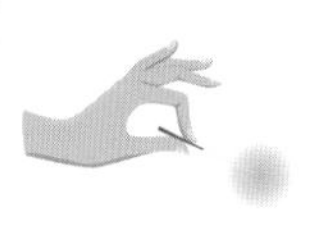

十七、古籍研讀《刺腰痛篇》

在絡刺的治療裡，古書黃帝內經之中有詳細的描述，其中最完整的可要算《刺腰痛篇》這一個章節了。

這一篇裡，把各種不同經脈所引發的腰痛症狀與不同的對治方法皆有明白的敘述，令人大開眼界，古人之智慧真是教人驚嘆無比！

在這裡，我們首先做個簡單的整理，依照不同的經脈，分別為：

1. 足太陽腰痛
2. 足少陽腰痛
3. 足陽明腰痛
4. 足少陰腰痛
5. 足厥陰腰痛
6. 解脈腰痛

7. 同陰之脈腰痛

8. 陽維之脈腰痛

9. 衡絡之脈腰痛

10. 會陰之脈腰痛

11. 飛陽之脈腰痛

12. 昌陽之脈腰痛

13. 散脈之腰痛

足太陽腰痛

在上述諸種腰痛之中，最被醫家們所熟知的，則是足太陽脈的腰痛了。足太陽脈則是我們所熟知的膀胱經，而「腰背委中求」也是眾人皆知的四總穴之一的「委中穴」。

而委中穴在傳統的毫針治療，早被廣泛的使用已是實事，然而在黃帝內經別更明述了在委中穴附近的出血療法。

經文原典「足太陽脈令人腰痛引項脊尻背如重狀，刺其郄中太陽正經出血，春無見血」。

也正因為這段經文，同行醫家們也常在委中穴上施行點刺出血，再進而合其他的毫針治療（例如使用後谿穴或束骨穴……等）

然而在筆者的觀察，在委中區先找到怒張的血絡，進而施以絡刺，確有顯著療效。如上述，雖然委中區的放血法有兩種不同方法，一是在委中穴用點刺出血如豆，另一則是在委中區的血絡施以絡刺，迄今沒有研究顯示到底是點刺出血為優，或是絡刺出血為佳，然而可以確定的黃帝內經所述的是「出血」法。

不論是點刺委中穴或絡刺委中區血絡，皆相當安全，因為此兩者之針刺深度比起毫針之刺深度皆相當表淺，而且較不會傷及深度之動脈或神經，此乃筆者深為喜歡且推薦的原因。

在公元2001年，筆者研究團隊率先發表了在委中區針對怒張的血絡施行絡刺的觀察報告，吾等發現同側委中區絡刺合併對側後溪穴之輸刺可以改善83±23%之急性腰部疼病，而單用對側後溪穴之輸刺，只能改善44±28%疼痛（兩者之統計差異$P<0.01$）。從此看來，委中區之絡刺有重要的臨床意義，對於急性腰（背）拉傷／閃腰的病人，可以做為一個治療的選項，而合併輸刺，效果更宏。〔附件二〕

解脈腰痛

在黃帝內經的刺腰痛篇第四十一之中，除了我們所熟悉的經脈之外，更述及了我們較少見的經脈，在這裡以「解脈」為例。

經中所述「解脈令人腰痛而引肩目𥇒𥇒然，時遺溲」。也明白告訴我們，某些腰痛，例如解脈，尚會合併了目𥇦𥇦然，有時會漏尿。

這時要怎麼辨呢？經中有了提示：「刺解脈在膝筋肉分間郄外廉之橫脈出血，血變而止。」這裡所述的橫脈，就是血絡啊！要刺之「瀉之而萬全」，且讓瘀滯之血流出，要等到血的顏色改變了再停止啊！這是多麼精闢的描述啊！

解脈腰痛也有另外不同的症狀「解脈令人腰痛如引帶常如折腰狀善恐」這意思說「脈」的腰痛會讓人痛到如像腰將折斷一般，讓病人驚恐。

遇到這種情況將如何呢？經上有言「刺解脈在郄中結絡如黍米，刺之，血射以黑見赤血而已」。這以上說明了，可以在膝膕部發現有如黍米般的結絡（血絡），用針刺之，黑色的瘀血會噴射而出，就讓它自然流出變成紅色的血液那就可以停止了。

這段經文很重要，很明白的提示我們，黍米般的糾結之血絡才是針刺之標的。

十八、黃帝內經之絡刺精華摘錄

針具九種　各有功能《九鍼十二原 第一》

九鍼之名，各不同形。一曰鑱鍼，長一寸六分；二曰員鍼，長一寸六分；三曰鍉鍼，長三寸半；四曰鋒鍼，長一寸六分；五曰鈹鍼，長四寸，廣二分半；六曰員利鍼，長一寸六分；七曰毫鍼，長三寸六分；八曰長鍼，長七寸；九曰大鍼，長四寸。鑱鍼者，頭大末銳，去寫陽氣；員鍼者，鍼如卵形，揩摩分間，不得傷肌肉，以寫分氣；鍉鍼者，鋒如黍粟之銳，主按脈勿陷，以致其氣；鋒鍼者，刃三隅以發痼疾，鈹鍼者，末如劍鋒，以取大膿；員利鍼者，大如氂，且員且銳，中身微大，以取暴氣；毫鍼者，尖如蚊虻喙，靜以徐往，微以久留之而養，以取痛痺；長鍼者，鋒利身薄，可以取遠痺；大鍼者，尖如梃，其鋒微員，以寫機關之水也。九鍼畢矣。

針刺方法九種《官鍼第七》

凡刺有九，以應九變。一曰俞刺，俞刺者，刺諸經滎俞藏俞也；二曰遠道刺，遠道刺者，病在上，取之下，刺府俞也；三曰經刺，經刺者，刺大經之結絡經分也；四曰絡刺，絡刺者，刺小絡之血脈也；五曰分刺，分刺者，刺分肉之間也；六曰大寫刺，大寫刺者，刺大膿以鈹鍼也；七曰毛刺，毛刺者，刺浮痺皮膚也；八曰巨刺，巨刺者，左取右，右取左；九曰焠刺，焠刺者，刺燔鍼則取痺也。

刺血之適應症與時機《小鍼解第三》

所謂虛則實之者，氣口虛而當補之也。滿則泄之者，氣口盛而當寫之也。宛陳則除之者，去血脈也。

黃帝曰：刺之奈何？伯高答曰：病九日者，三刺而已；病一月者，十刺而已；多少遠近，以此衰之。久痺不去身者，視其血絡，盡出其血。《壽夭剛柔第六》

血絡的定義《血絡論第三十九》

黃帝曰：願聞其奇邪而不在經者。歧伯曰：血絡是也。

黃帝曰：相之奈何？歧伯曰：血脈者，盛堅橫以赤，上下無常處，小者如鍼，大者如筋，則而寫之萬全也，故無失數矣。失數而反，各如其度。

經脈之與絡脈之差異《經脈第十》

雷公曰：何以知經脈之與絡脈異也？黃帝

曰：經脈者，常不可見也，其虛實也，以氣口知之。脈之見者，皆絡脈也。

絡脈選取之優先順序《經脈第十》

雷公曰：細子無以明其然也。黃帝曰：諸絡脈皆不能經大節之間，必行絕道而出入，復合於皮中，其會皆見於外。故諸刺絡脈者，必刺其結上甚血者。雖無結，急取之，以寫其邪而出其血。留之發為痺也。

絡脈之診察與寒熱《經脈第十》

凡診絡脈，脈色青，則寒，且痛；赤則有熱。

胃中寒，手魚之絡多青矣；胃中有熱，魚際絡赤。其暴黑者，留久痺也。其有赤、有黑、有青者，寒熱氣也。其青短者，少氣也。

凡刺寒熱者，皆多血絡，必間日而一取之，血盡而止，乃調其虛實。

黃帝內經之絡刺治療舉例

《素問刺腰痛篇第四十一》

1. 解脈令人腰痛，痛引肩，目睆睆然，時遺溲；刺解脈，在膝筋肉分間郄外廉之橫脈出血，血變而止。
2. 解脈令人腰痛如引帶，常如折腰狀，善恐，刺解脈，在郄中結絡如黍米，刺之血射以黑，見赤血而已。
3. 腰痛俠脊而痛至頭几几然，目睆睆欲僵仆；刺足太陽郄中出血。

十九、總結

雖然絡刺有種種不同流派，不同的穴位命名，然而終究萬變不離其宗。

今做一小結論，以提供後學者可以依循，減少摸索時間。概言之有五準則：

1. 循經找血絡：寧失其穴，莫失其經
2. 病在上，取之於下
3. 病在左，先尋左；病在右，先尋右。同側為先，是乃絡刺。
4. 有血絡可循則先絡刺；殘存之疼痛可加輸刺，一般取對側俞穴，配合動氣針法。
5. 左右不平衡所致之病，如單側頭痛、單側耳鳴、單側頸痛、單側腰痛，收效最宏且最速。

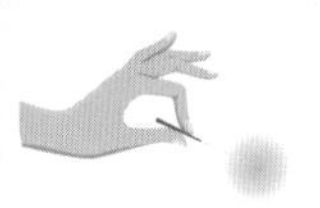

二十、推薦絡刺相關圖書

如有興趣，下列資料，建議依序研讀，由淺入深，自能有深入了解：

1. Youtube（高醫中醫一針見血古典絡刺療法治療久年頭痛）
2. 刺血療法（王秀珍著；志遠書局出版，台北）
3. 針灸經緯（楊維傑著，台北）
4. （黃帝）針灸甲乙經（晉朝皇甫謐編著）
5. 黃帝內經（唐朝王冰編著）
6. 刺絡治療法（丸山昌郎、工藤訓正共著，日本　道の日本社出版昭和32年發行）

二十一、致謝

感謝病人們啟發了我

感謝父母、岳父母的栽培

感謝我的妻子、孩子們的支持鼓勵

感謝同學、朋友們的協助，

在1990年代一同探討絡刺

陳明豐醫師、謝明裕醫師

劉家壽醫師、許漢銘醫師

感謝恩師們的教導

劉宏文教授　高雄醫學大學

董厚吉教授　美國德州大學聖安東尼奧
健康科學中心

林仁壽教授　國立台灣大學農學院畜牧系

特別感謝當代世界針灸學大師暨中國醫藥大學

林昭庚講座教授在百忙之中撥冗為本書作序

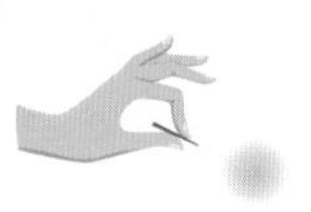

二十二、附件

附件1：經世界衛生組織（WHO）推薦，經過對照研究證實有效的針灸適應症

The list of WHO recommendation for diseases, symptoms or conditions for which acupuncture has been proved— through controlled trials—to be an effective treatment:

1. Adverse reactions to radiotherapy and/or chemotherapy
2. Allergic rhinitis （including hay fever）
3. Biliary colic
4. Depression （including depressive neurosis and depression following stroke）
5. Dysentery, acute bacillary
6. Dysmenorrhoea, primary

7. Epigastralgia, acute （in peptic ulcer, acute and chronic gastritis, and gastrospasm）
8. Facial pain （including craniomandibular disorders）
9. Headache
10. Hypertension, essential
11. Hypotension, primary
12. Induction of labour
13. Knee pain
14. Leukopenia
15. Low back pain
16. Malposition of fetus, correction of
17. Morning sickness
18. Nausea and vomiting
19. Neck pain
20. Pain in dentistry （including dental pain and temporomandibular dysfunction）
21. Periarthritis of shoulder
22. Postoperative pain

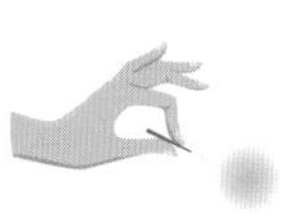

23. Renal colic
24. Rheumatoid arthritis
25. Sciatica
26. Sprain
27. Stroke
28. Tennis elbow

Extract from ACUPUNCTURE: REVIEW AND ANALYSIS OF REPORTS ON CONTROLLED CLINICAL TRIALS Chapter 3 Diseases and disorders that can be treated with acupuncture Published by World Health Organization Complete document currently available at http://apps.who.int/medicinedocs/pdf/s4926e/s4926e.pdf

附件2：

Bloodletting acupuncture of the engorged vein around Bl-40（Wei-Chung）for acute lumbar sprain. Am J Chin Med. 2001; 29（3-4）:387-91. PubMed PMID: 11789581

Chen CJ, Tsai WC, Yen JH, Tsai JJ, Ou TT, Lin CC, Liu HW.

Abstract :

Bloodletting acupuncture is one of the most classic methods of acupuncture therapy, and is still popularly used to treat acute lumbar sprain in the oriental world. However, most physicians in the western world are not familiar with bloodletting acupuncture, though they may know ordinary acupuncture well. Furthermore based on the literature reviewed, there have been few studies which have investigated the effect of bloodletting acupuncture

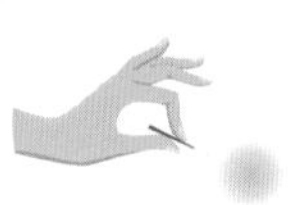

upon acute lumbar sprain. In this study, we tried to determine if bloodletting acupuncture is effective for acute lumbar sprain. In total, twelve patients were enrolled for analysis. Five patients were treated with ordinary acupuncture upon the contralateral SI-3（Hou-Hsi）point alone. Seven patients were first treated with bloodletting acupuncture to the engorged vein around the ipisilateral Bl-40（Wei-Chung）, and then followed by ordinary acupuncture upon the contralateral SI-3. It was demonstrated that bloodletting acupuncture to the engorged vein around the ipisilateral Bl-40 followed by ordinary acupuncture upon the contralateral SI-3 had more pain relief than ordinary acupuncture upon the contralateral SI-3 alone（83 +/- 23% vs. 44 +/- 28%）（P < 0.01）. And bloodletting acupuncture to the engorged vein around the ipisilateral Bl-40 decreased pain by 56 +/- 23%, similar to that of ordinary acupuncture upon the contralateral SI-3 alone（44 +/- 28%）. These findings suggest that bloodletting acupuncture to the engorged vein around the ipisilateral Bl-40（Wei-Chung）has a substantial contribution for treatment of acute lumbar sprain. PMID：11789581

國家圖書館出版品預行編目資料

絡刺新解：疼痛與痼疾應用／陳忠仁著. --初版.--臺中市：白象文化，2020.10
面；　公分.——（Healthy；25）
ISBN 978-986-5526-37-5（平裝）
1.針灸　2.經穴
413.91　　109007176

Healthy（25）

絡刺新解：疼痛與痼疾應用

作　　者　陳忠仁
校　　對　陳忠仁、陳繪絜
專案主編　陳逸儒
出版編印　吳適意、林榮威、林孟侃、陳逸儒、黃麗穎
設計創意　張禮南、何佳諠
經銷推廣　李莉吟、莊博亞、劉育姍、李如玉
經紀企劃　張輝潭、洪怡欣、徐錦淳、黃姿虹
營運管理　林金郎、曾千熏
發 行 人　張輝潭
出版發行　白象文化事業有限公司
412台中市大里區科技路1號8樓之2（台中軟體園區）
出版專線：（04）2496-5995　　傳真：（04）2496-9901
401台中市東區和平街228巷44號（經銷部）
購書專線：（04）2220-8589　　傳真：（04）2220-8505
印　　刷　基盛印刷工場
初版一刷　2020年10月
定　　價　280元